U0307216

善终守护师自述

柴田久美子　著　　乐美　译

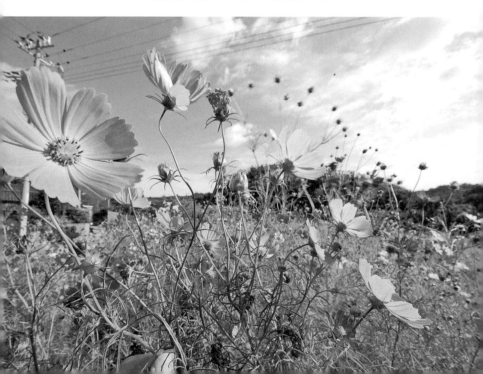

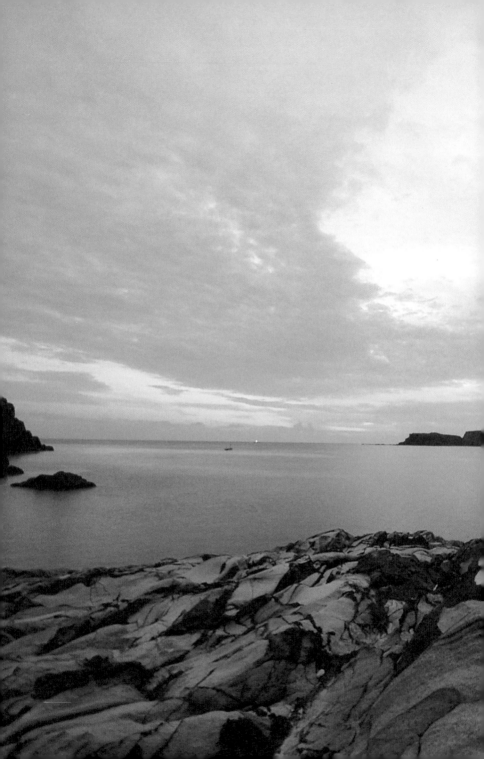

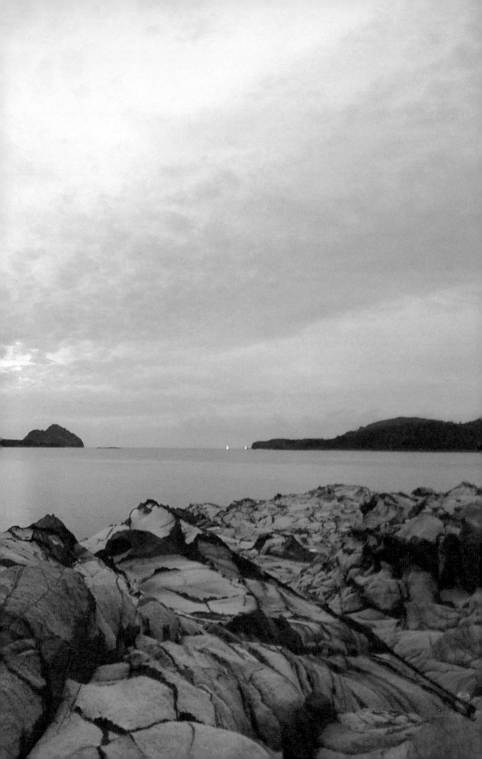

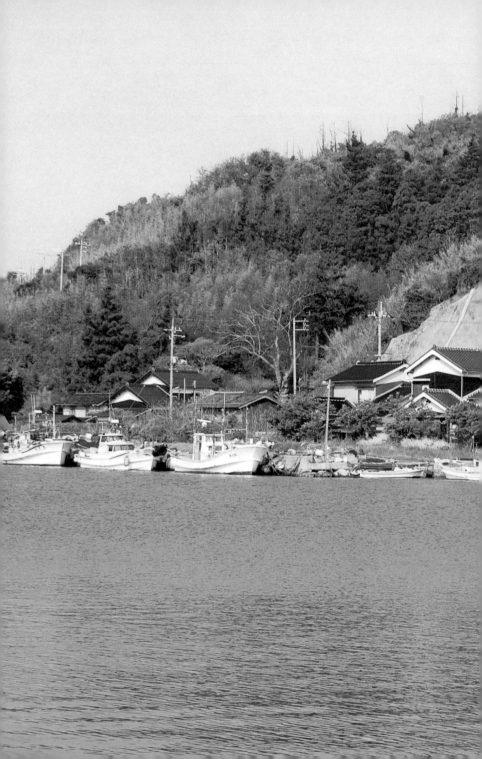

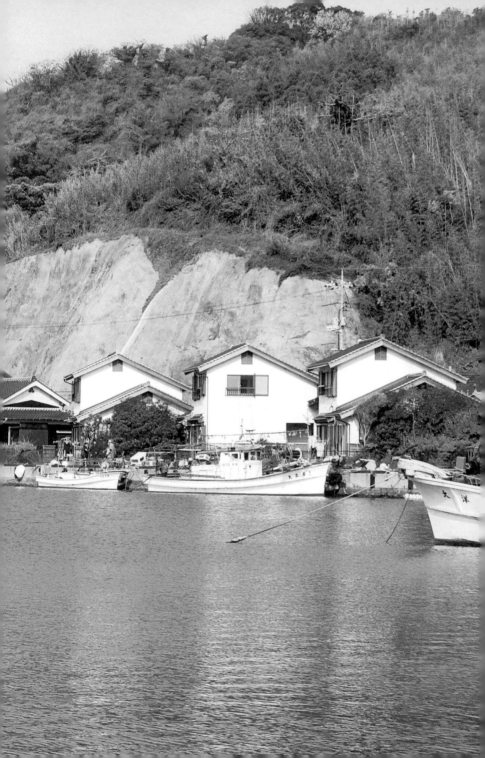

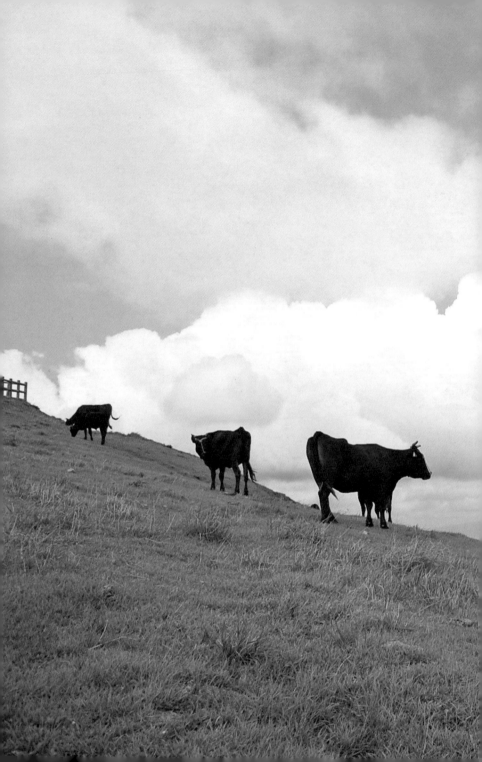

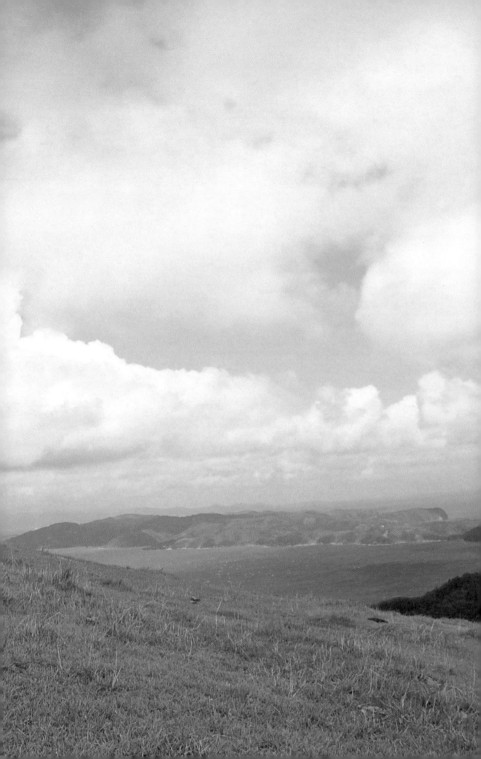

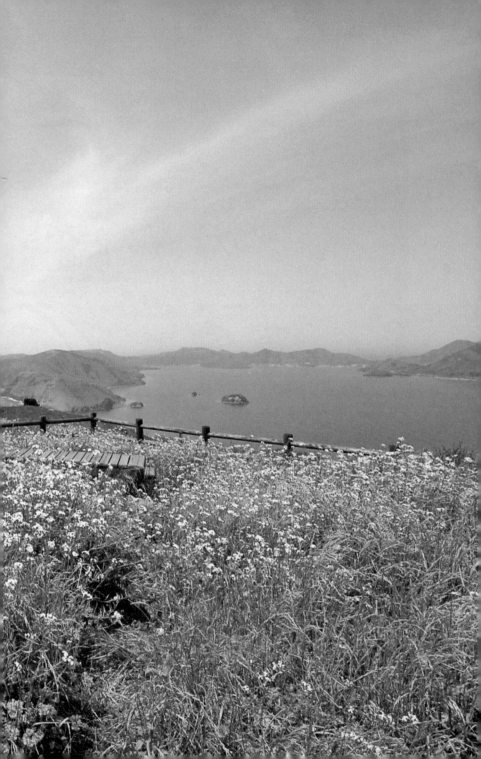

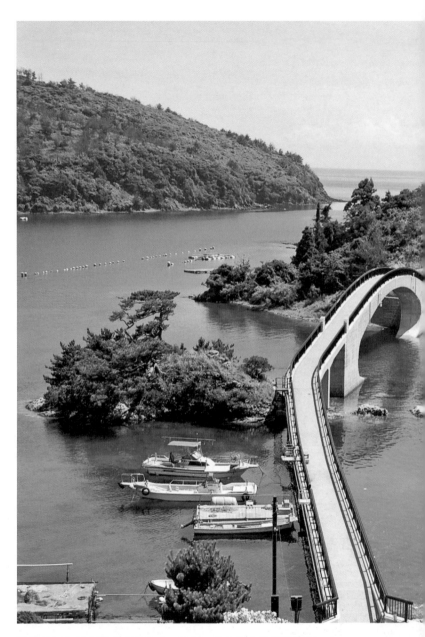

渡轮是知夫里岛联外交通的唯一选择，图为岛上的联络桥。

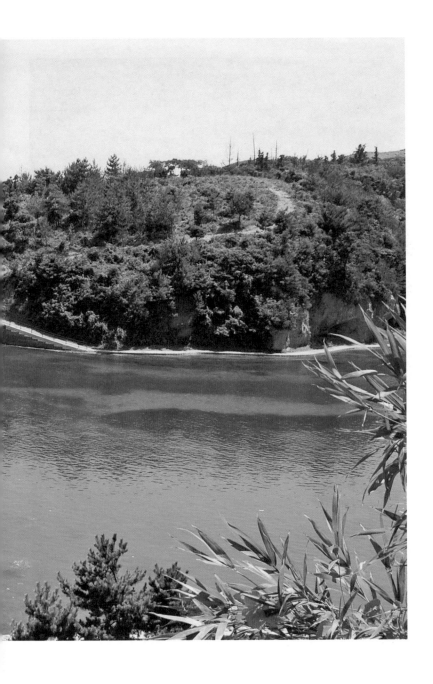

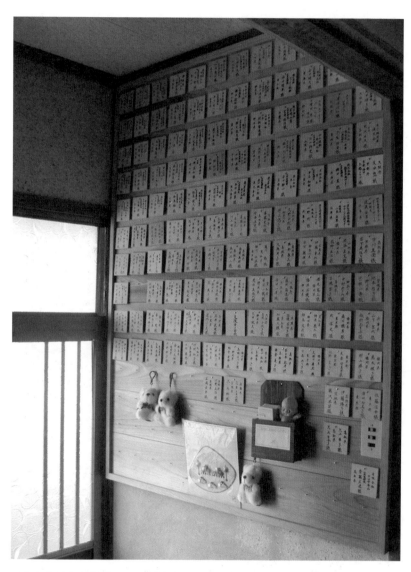

平安之家的玄关侧墙，记录着来自各界的善意援助。

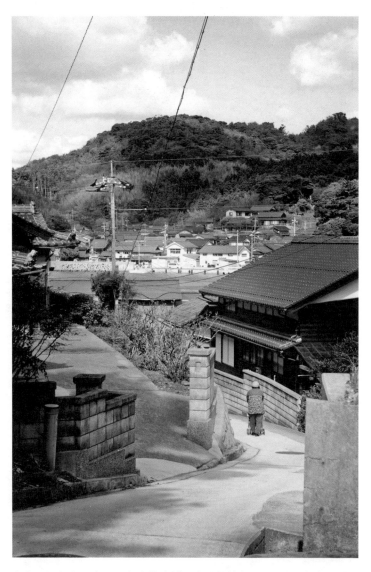

岛上居民仅七百多人，保存着渔村小岛的纯朴与天然。（国森康弘/摄）

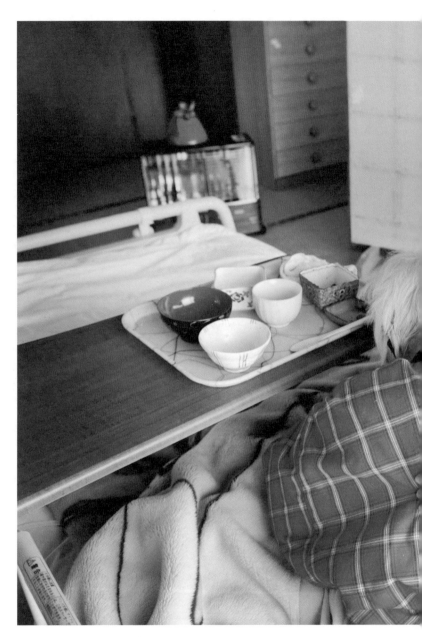

用拥抱与感恩之心，陪伴平安之家的幸龄者。

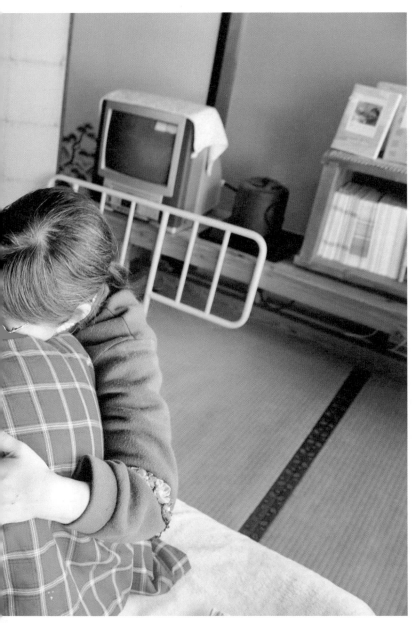

（国森康弘/摄）

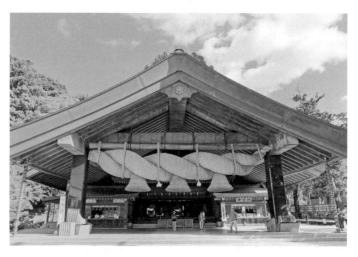

岛根县古老的圣地——出云大社 （Ken Chuang/摄）

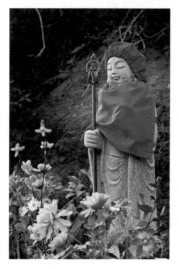

知夫里岛居民虔信
的地藏菩萨　（国森康弘/摄）

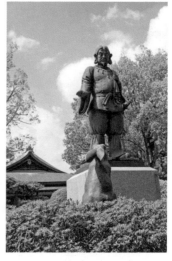

出云大社奉祀的大国主与
神话白兔　（Ken Chuang/摄）

善终守护师自述

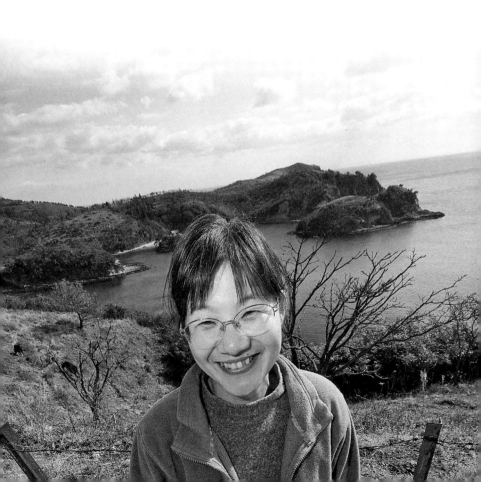

图书在版编目（CIP）数据

善终守护师自述 /（日）柴田久美子著；乐美译 .— 北京：企业管理出版社，2023.11

ISBN 978-7-5164-2914-3

Ⅰ.①善… Ⅱ.①柴… ②乐… Ⅲ.①临终关怀学—普及读物 Ⅳ.① R48-49

中国国家版本馆 CIP 数据核字（2023）第 184607 号

Based on the 2004 Japanese work, *Thanks is a Form of Prayer*, published in Japan by KOSEI Publishing Co., Ltd., Traditional Chinese edition, entitled *A Journey from the End of the World*, is published by Zen How Book under a license granted by Kumiko Shibata to TAIHO Co., Ltd.
Copyright © 2019 by Kumiko Shibata
All Rights Reserved

北京市版权局著作权合同登记号：01-2003-5355

本书图片，除标明摄影者外，皆由平安之家提供

书　　名：善终守护师自述

作　　者：[日] 柴田久美子

译　　者：乐美

责任编辑：尚元经　郑小希

出版发行：企业管理出版社

地　　址：北京市海淀区紫竹院南路 17 号　　邮　　编：100048

网　　址：http://www.emph.cn

电子信箱：qiguan1961@163.com

电　　话：编辑部（010）68414643　发行部（010）68701816

印　　刷：三河市东方印刷有限公司

经　　销：新华书店

版　　次：2023 年 12 月 第 1 版

印　　次：2023 年 12 月 第 1 次印刷

开　　本：880mm×1230mm　1/32

印　　张：6.5 印张　　字　　数：62 千字

定　　价：60.00 元

为爱而活，人之道也

去学校演讲时，我总以一个问题开场：死亡是可怕的事吗？

学生们几乎异口同声地答"是"。这是因为他们从没机会学习死亡吧？

这说明了日本自古以来关于死的生活文化，没能传给年轻一代。所有人原本都是婴儿，呱呱落地，从光中诞生，最后回归光中。

人们以为死后一切消失，但其实只是不再有以前可见的肉体形态而已。

健康的年轻人容易误以为死亡很遥远，与自己毫不相干，但其实生死一直同在。

被誉为"生死学大师"的美国精神病医生伊丽莎白·库伯勒·罗斯（Elisabeth Kübler-Ross）说，人在面对死亡时，会经历五个阶段的心理变化：第一阶段"否认"，怀疑、无法接受，然后隔绝与他人的关系；第二阶段"愤怒"，抱怨命运不公平；第三阶段"恳求"，例如提出交易，求神佛再多给些时间；第四阶段"沮丧"，当意识到交易不成、无能为力，便陷入抑郁，病情恶化；第五阶段"接受"，坦然开放，专注内心，安详迎接最后时刻。

我也有过类似体验。

当第三次被告知罹癌，且已无法治疗时，内心一片茫然。一边想着"这不是我的检查结果"，一边走向停车场，但已无力发动汽车，就在车里呆坐了四个多小时，泪流不止。就这样哭了好一阵后，我才慢慢面对现实。

第一次罹癌时，我曾接受手术，但副作用及后遗症严重，因此我不想再做手术，也不想再去医院，只接受半年回诊一次。结果病情恶化了，身体衰弱得站不起来，但仍在同事帮助下，勉强继续宣导善终守护的演讲。说来奇怪，一谈到善终守护，我总立刻变得坚强。

疼痛稍缓时，脑子里却闪过这样的念头："就如此默默死去，不也很好？"我已按志愿展开人生，跨越了好几道峻岭深谷走到这里，算是聊可自慰了，唯一还有一个遗憾，那就是和老友榎木孝明先生（演员）的约定还没履行。

多年前，我们就想合作一部以临终关怀为主题的电影，两人都充满了使命感，曾讨论到废寝忘食。我想传达给大众，死是生的一部分，陪伴在身边是重视临终者个人尊严的表示，但临终关怀也不只是陪伴最后时刻而已，**那是将"生命接力棒"传递下去的宝贵时机。**

在众人支持下，我们终于完成这部电影，2019年9月开始在日本上映，同时也在全国各地办电影发表会。当然，本片主角正是榎木先生。

这部电影的原始素材之一，就是本书所写的我只身搬到岛根县外海离岛草创"平安之家"的故事。我想透过与岛民的日常对话来介绍善终守护志业，以及为这一志业奠定基础的地方。

"平安之家"成立于2002年，我曾是岛上唯一一个善终守护师，而今全日本善终守护师已有一千三百四十名，两年后将达三千人，希望人数不断增加。

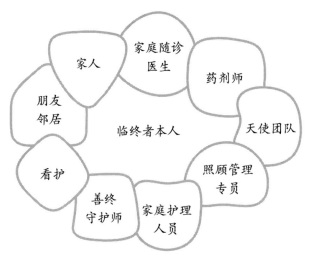

"善终守护师"和"天使团队〔Angel Team〕团队"的组织架构

善终守护师

在入殓前，为临终者策划幸福的余生。

具体做法是与本人商量后，决定要在哪处、用何种方式度过余生，以及有关葬礼和墓地等事宜。在充分使用医疗保险、介护保险的基础上给予支持。

天使团队

提供善终守护师支持，无偿为临终者提供照顾关怀的义工。

主要工作就是陪伴在临终者身边，维护临终者的尊严，关怀照料他们。

投入照护工作之前，我在日本麦当劳工作了16年。刚进公司时，我担任社长秘书，后来被提拔为店长。虽然看起来好像蛮厉害，但那只是"狐假虎威"，其实不过是个自以为是的二十多岁年轻人，态度不知不觉嚣张傲慢起来，不经意间甚至直呼前辈部长的姓名。

为警诫自己，我申请到店铺现场工作。我以不服输的干劲，拼命努力创造漂亮的业绩，生活也悄悄发生翻天覆地的变化。我疯狂工作到干脆住在店里，过起了几乎没有私生活的日子，收入暴涨，接连买车又买房。

然而，这种扭曲的生活很快就令我身心俱疲，也破坏了家庭生活。有一天，我把孩子送到保育园后，直接回家吞下大量安眠药……

捡回一命出院后，一切都变了。我辞了工作，和丈夫离婚，放弃孩子和金钱，独自一人从零开始，借钱开了一家餐馆。

那段时间，我偶然看到电视报导诺贝尔和平奖得主特蕾莎修女创办"垂死之家"，为贫苦无依的临终者提供善终守护，深受震撼。

三年后，无意中听到特蕾莎修女说的一句话："为爱而活，人之道也。"突然深深警醒：

一味追求速度和效率，心变得支离破碎，这样活着真的好吗？

我仿佛听到一个声音，如此对我声声叩问。

从此，"为爱而活，人之道也"这句话一直在耳边萦绕，最后我干脆关闭餐厅，再度归零去学习老人照护。居家照护员要去病患家里提供饮食，还包括协助排泄、沐浴、打扫、洗衣、采购等工作，做满五年就能参加护理师资格考试。

此外，我还去养老院打工。那些高级养老院舒适便利又豪华，然而很残酷的事实是，老人一旦生病，一样被直送医院等死。

就在我开始认真考虑为病患提供居家善终守护时，正好听说岛根县一个离岛正招募照护员，岛上没有医院，岛民几乎都是在自家过世，于是我毅然前往应征，然后就搬到岛上租屋居住。

这座小岛位于隐岐群岛南端，总人口数只有770人，岛上无完善的医院，只有一个医生守着小诊所。路上没红绿灯，牛比人优先通行。前往内地（岛根半岛）唯一的交通工具是一天寥寥几班的渡轮。

当然，岛上也没有二十四小时营业的便利商店。和城市相比，生活极其不便。

岛上居民全是老人，能工作的年轻人几乎都走了，但海天湛蓝，风光明媚，自古代代相承的生活风俗也完整保留着，真是一座自然与人文的大宝库。

创设平安之家的艰辛非三言两语所能道尽，期间又发生许多事，包括我癌症复发，最后在衡量各种现实因素和善终守护志业长远的发展下，我选择将平安之家工作告一段落，从小岛"毕业"，重新在内地本土冈山建立日本善终守护师协会总部。

无论如何，我仍深深怀念在小岛上的日子，感谢与平安之家所有相关的人和所有的事情，是他们点点滴滴修正我的方向，指引我一步步走到这里。

本想把每个帮助过我的人一一列出，但顾虑到可能给人增添麻烦，只好隐去姓名。

此外，为保护个人隐私，文中人名都是化名。

多年来，我每天早上四点起床就默想："为爱而活，人之道也。"如今每当生活发生变故困难，这句祈祷便自然在耳边回响，宛如是召唤我不断朝梦想前进的鼓声了。

2021 年春天·于冈山

目 录

第一章

归零

绝路的尽头，新生的起点

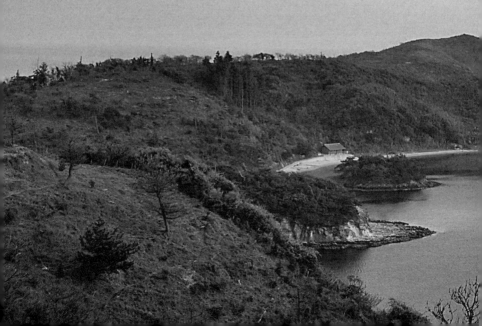

回顾过往岁月，我终于明白，

自己会踏上这条路，

原来是源自父母亲临终时的以身示法。

活着的每一刻都无可替代。

无论是谁，当他见到生命的真相时，

一定都有活在"奇迹"里的感受。

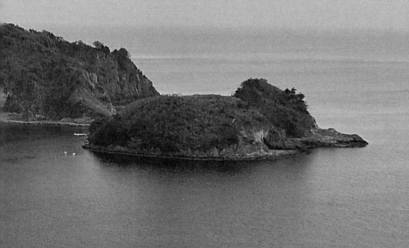

悲惨的养老院临终现场

在福冈养老院工作时，我屡遭悲惨现实的打击。

和子女士／连"吃"的小乐趣都被剥夺

最让我难忘的是当时73岁的田崎和子女士。

和子女士是养老院里最严重的身障者，她全身麻痹，无法动弹，无时无刻都需人照护。

"早安，今天也是好天气。我们来用餐吧，我是柴田。"和子女士努力发出微弱的声音："柴……田……女士……"。

因为听不清楚，我都是观察她的嘴型辨别意思。她嘴角露出浅浅笑容，我把她抱到轮椅上，用温毛巾擦脸，再用汤匙喂她吃加了洋菜或明胶制成的果冻状食物。

"好吃吗？"和子女士听了再次浅浅一笑，喜悦在脸上蔓延开来。

即使无法对话，只要待在和子女士身旁，我的心里就有一种无法言喻的安宁。

每星期两次的沐浴，也是和子女士最期待的时间。当她白皙紧致的肌肤在浴缸里泡成粉红色时，我称赞她的肌肤比我还美，和子女士会露出满面笑容。但这美丽的躯体该有多么令她感到焦躁不安啊？好几次我帮她换尿布或翻身时，都看到她在哭泣。这时，我只能擦干她的眼泪，轻轻地抱着她。

和子女士后来连果冻状食物也无法吞咽，在未征得本人与家属同意下，养老院就将和子女士送进医院。若"平安之家"的幸龄者（编按：作者对高龄长者的称呼）遇到类似处境，我们绝不会直接把他们送医，除参考医生的诊断意见，还需和家人及全体工作人员一起讨论，才能为幸龄者选定迎接人生最后时刻的理想方式。

例如，身体有严重障碍又不能说话的幸龄者，若像和子女士已衰弱到无法进食，一旦住院一定会用点滴取代进食，有时还会遭受过度医疗行为，强行用药。如果连

"吃"这唯一的小乐趣都被剥夺，只靠延命治疗活下去，真的是幸福的事吗？

"平安之家"，临终者大多选择平静地死去，而非延命。工作人员和临终者家属陪伴在身边，一起回忆过去，并抚摸他们的身体，迎接最后时刻的到来。但住养老院的和子女士没有这样的选择。

休假日我去探望和子女士，她独自一人躺在病床，浑身插满管子，靠一堆维生设备保持生理迹象，我忍不住走过去握住她的手。因为打点滴，她的手整个肿起来。

"请一定要坚持住！"我好不容易挤出一句话，和子女士则流下了泪水。

几天后再去探望，遇上她的病情突然恶化，医生把我和家属赶出病房。待在走廊上等待的时间特别漫长，虽然实际上可能只有几分钟。病房里，医生在进行心肺复苏术，最终和子女士在没家人陪伴的病房里，独自离开了这个世界。

为什么在临终瞬间，不让家人或好友陪伴身旁，却要在医院病房里度过？那可是神佛赐予的宝贵时间啊！

医院是治病的地方，能慰藉病人心灵的却是家人朋友，现在该把这个宝贵时间还给病人亲友了。

洋平先生 / 保有最后尊严该有多难

住养老院的幸龄者，最难过的莫过于被人遗忘。

在福冈养老院服务时，曾发生一件事。那时是午餐时间，工作人员必须在短时间内将一百五十位幸龄者带到餐厅去，他们可自行用餐，但大多坐在轮椅上。养老院里的老人家一天中唯一感到开心的时刻就是用餐时间，但现在却难得看到他们脸上的笑容，大家不聊天，只是默默低着头吃饭，在场的人应该不只有我对这副景象感到怪异。虽有几位工作人员像监狱守卫般不断来回巡视整个餐厅，但若有幸龄者没出现，也无法立刻察知。

当时我把六位坐轮椅的幸龄者一一推进电梯，带他们前往餐厅，并和往常一样把他们安置到用餐的座位上，再把饭菜放好请他们用餐。这时其他的餐桌也纷纷摆好了饭菜，装午饭的餐车一辆一辆空了，到最后却发现多了一份饭菜，那份是当时九十二岁的园田洋平先生的，但我刚才明明已把园田先生推进电梯一起来到餐厅了……念头一转，我急忙跑向厕所。

"洋平先生，您还好吗？"

"幸亏你来了，这我真不知该怎么办。"一脸不知所措的洋平先生抬头看着我，他的外裤、内裤、双手、双脚到处都沾满粪便。看样子他当时肚子不舒服，想从轮椅移坐马桶，结果没坐稳，一屁股摔在地上，想按呼叫铃却够不着。

"没关系，没关系，饭前让肚子清空一下也好！"我边说边把洋平先生抱上轮椅，迅速为他冲洗更衣。过程中，洋平先生流着泪不停地道谢。

洋平先生以前是位警察，因成功侦破许多案件而有"神警"封号。某天，他突因脑梗塞晕倒，手术治疗后，行动和语言出现障碍，不久后被家人送进养老院。

刚开始，只要来探望的家人一离开，洋平先生就会坐在轮椅上大吵大闹，若把轮椅收起来，他就满地到处乱爬，嚷着要回家。每次看他那样，都觉得很揪心难过。

养老院的生活仿佛将过去的辉煌岁月一笔勾销，一个连话都说不清的人，要维持尊严活下去该有多难！

或许洋平先生的家人能理解他的辛劳和荣耀，但作为一百五十多位入院者中的一员，我们无从得知他的历史。可能正因如此，幸龄者才特别想念家人吧？

我再次体认到，有认同自己的家人存在有多重要，哪怕不说话也好。拥有懂得感恩自己过去付出的家人，意义重大。

洋平先生后来慢慢适应了养老院的生活。一天，我收到洋平先生送给我的一个彩色小球玩具，那是他怀着感激之心做给我的。看洋平先生渐渐平静，我无比高兴。

当一个人接受不完美的现状，并开始认真面对，就可以活得幸福，这是我从洋平先生身上学到的。

我所尊敬的特蕾莎修女说过一句话：

"对神灵和其他人表达感谢最好的方法，就是愉快地接受一切。"

辰夫先生 / 从求死不能到接受现实

三原辰夫先生也是另一个我难以忘怀的人。他因事故损伤脊髓，无法站立也不能行走，连手指都动弹不得，轮椅也无法自行操作，就这样生活了二十多年。辰夫先生是重度身障者，外出必须有两名看护陪同。

但是当我在福冈演讲时，他一定会来看我。看着辰夫先生克服万难，保持焕发精神，我不由得肃然起敬。"自己能做的事自己做，需要人帮助时心怀感激地接受！"脊髓损伤、多次徘徊死亡边缘的辰夫先生说这句话，给周围的人带来莫大的勇气。

辰夫先生当然也有自怨自艾的时候，他在住院时曾很气自己连想死都死不成，但当下定决心接受自己时，他看见了微弱的希望之光。他想至少要向照顾自己的人表达感谢之意，这个念头改变了他的人生。辰夫先生把工具牢牢固定在自己的头上，摆动脑袋用打字机打字，此时他已七十岁，真是活到老学到老。

每次收到辰夫先生的来信，眼前就会浮现他摆动脑袋一字一字打出来的情形，他要花费好几天的时间才能打完这封信吧？

生命的力量源于愉快地接受一切，并懂得感恩——我一边怀念洋平先生和辰夫先生，一边细心领会特蕾莎修女的话。

发现这不是我有能力陪伴的死亡

在福冈养老院时我就知道，老人其实并不愿意在最后时刻被强行送医，离开习惯的住所。

理想和现实的差距太大，当我发现"这不是我有能力陪伴的死亡"时，我注意到了隐岐郡知夫里岛上的知夫村。

知夫里岛和我的故乡同在岛根县，都是一岛一村，面积十三点六八平方公里，相当于东京的墨田区。向厚生劳动省咨询后得知，岛上人口约七百七十人，虽然只是岛根半岛外海上的一个小岛，却是全国在家死亡率非常高的地区，高达百分之七十五。

"我们正在招募居家看护。"听到工作人员这句话，我辞去了福冈养老院的工作，立刻准备前往知夫里岛公共职业安定所（就业服务处）。

那里我人生地不熟，自然不免担心，但想到能到新天地开创一番志业，心下莫名鼓舞。

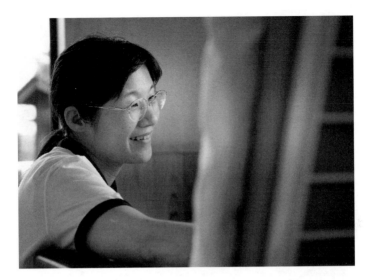

凭着一股对善终守护的决心与热情，柴田 （国森康弘/摄）
久美子只身一人来到偏远的知夫里岛。

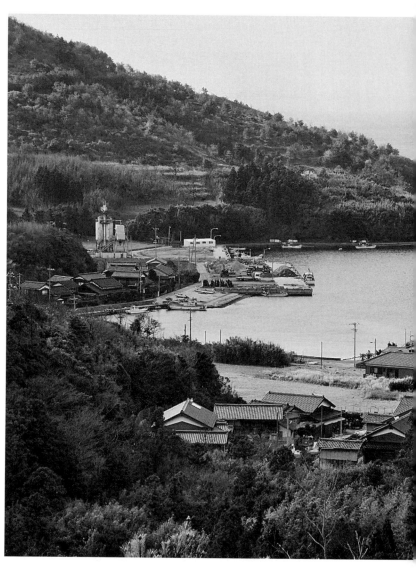

知夫里岛是隐岐群岛中最小的有人岛，从岛上最高的赤秃山上眺望，湾岬美景尽收眼底。

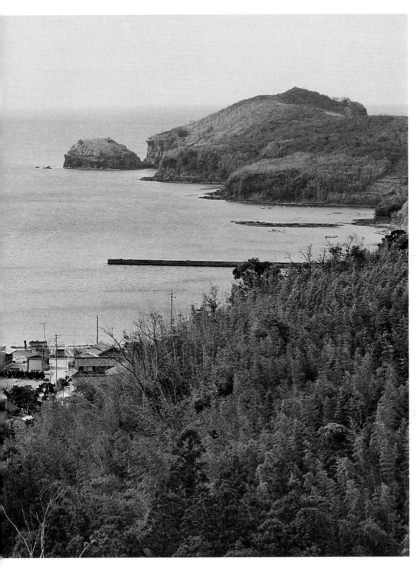

（竹林尚哉／摄）

金先生 / 他一把抱住我说，拜托救救我

岛上的居家看护让老人过着有尊严的平常生活，是一个新的尝试；只是当幸龄者一有重度身心障碍、特殊护理需求时，还是会被送往内地的老人福利机构或医疗单位，这点令人遗憾又无可奈何。

某个星期天中午，我和一名值班的男同事在岛上社福机构协助老人用餐。当时已经九十九岁的古川金先生将被孙子带回内地去，我去帮忙收拾行李。刚走进他的房间，金先生就一把抱住我的腿说："我要留在岛上，哪里都不想去，拜托了，柴田女士救救我呀！"

在人前好强、从不掉泪的金先生放声大哭，我好不容易挣脱出来，把现场交给男同事处理，自己却躲进厕所里哭。最终，金先生还是在漫天飞雪中，被迫搭乘渡轮离岛而去。

里子女士 / 无法自理生活时，只能哭着被送走

"如果可以，我想在岛上迎接最后时刻。"就连在知夫

里岛，也有些幸龄者无法实现这个小小心愿。我在岛上担任居家看护四处奔走时，就曾多次感到无能为力。

当时九十三岁、一人独居的近藤里子女士，因身体退化造成食欲不振，渐渐丧失吞咽能力。里子女士五十八岁的长子得知母亲连续四天未进食，把家人留在内地，自己赶回岛上。

虽说孝顺父母理所当然，但一个男人长时间做不擅长的护理工作，还得担心母亲即将过世，内心又何尝轻松？每每想到此，就不禁为他们祈祷。

里子女士这几年反复进出医院，对她来说一定是很痛苦的经历。每次我去看她，她都竭尽全力挤出同一句话："我不要去医院，不要打点滴……"

出院后两周，里子女士瘦到只剩皮包骨，诊所医生上门检查后，问她的儿子："您希望她住院吗？"以前遇到这个问题总是沉默以对的儿子，这次一反常态地说："不要再送她去医院了，待在这里就好。"

里子女士呆滞的眼睛湿润了，当时在场的我也忍不住热泪盈眶，紧紧握住里子女士的手。

就像放下悬着的心似的，里子女士安详地睡着了。我把她的手轻轻放下，和她儿子讨论如何让里子女士完成"死"这项"人生最后的课题"。据说人在迎接临终时刻时，会宽恕一生无法原谅的人，接受一切痛苦和悲伤，并被引导至神佛（亦即"原谅"）处。我们希望里子女士能安心地离开这个世界。

我们从身边能做的事开始，首先停打点滴，将里子女士喜欢吃的东西做成流质，花时间用汤匙一口一口慢慢喂，每次见她咕噜喝下一口，都很高兴。

因为她想看海，我们还移动了床铺，让她白天可眺望大海美丽的粼粼波光。仅仅是静静地看海，也让里子女士、她儿子，甚至是我，都得到许多无言的慰藉。

儿子来照顾已快一周了，里子女士最后还有一个未竟的愿望，就是和远在他乡的女儿见一面。她已经很久没见到女儿了。儿子立刻联系，敲定了母女相见之事，里子女士显得很高兴，但她儿子却感到不安："柴田女士，我母亲完成愿望后，会不会就……？"

"不会，对女儿的思念会变成活下去的力量，不要紧！"我回答说。

和女儿再次相见抱头痛哭后，里子女士的表情变得像菩萨般柔和。在和女儿共同度过的十天里，她一定非常高兴，不但体力恢复速度惊人，也可以吃本来无法吞咽的泥状食物了，而且食量一天天增加。这正是爱的力量发挥作用的结果，是神佛赋予的无穷能量，超越了医学理论。

讽刺的是，恢复元气的里子女士最终却还是得离开故乡，因为儿子无法继续这样照顾母亲，必须把她送进邻岛的公立养老院。

可惜知夫里岛没有养老院，虽曾有人为建造养老院奔走，但终因各种问题没能实现。因此幸龄者若卧床不起，无法自理生活时，就只能哭着被送到别处。

里子女士要离开那天，想到或许再也无法在岛上相见，我们心里都感到失落。我陪着卧床的里子女士一起坐车到港口，在摇晃的车厢内，里子女士紧握着我的手说："柴田女士，跟我一起到养老院吧，我请求养老院允许你过去工作好吗？我们一起去吧……"泪水从里子女士的眼眶里滚落。

"对不起，真的对不起！"束手无策又伤心的我，除了重复这句话，不知还能说什么，就连本来想说的话也忘了。

回归善终守护的原点

在知夫里岛，我再一次感受到老人被迫离开自己的故乡、渡海到内地和孩子一起生活的悲哀。

我希望帮助幸龄者实现在岛上逝去的愿望，像特蕾莎修女一样成立一个护理之家，规模不用大。所以我辞去了知夫村社福单位的居家看护工作，于平成十四年（二〇〇二年）五月创立了"平安之家"。

这一切源于我父亲之死。

最初的死亡经验

我上小学时，父亲就因癌症病倒了。虽然去了医院，但因无法手术，很快被送回家。每天他都用微笑迎接前来打吗啡的护士，这让年幼的我根本意识不到他病得那么重。

父亲生病前，在岛根县出云从事农业工作，整天待在葡萄园里，被太阳晒得黝黑。为了戒烟，他的口袋里总放着糖果，只要我从学校回来，他就会喂我吃糖。父亲不喜欢吵闹，每逢我们兄妹吵架，他总会说："生气时，先静默三分钟再说话。"

母亲没告诉父亲罹癌的事，一直以温柔笑脸对他，但我好几次看见母亲暗自哭泣，那时我还不懂母亲悲从何来。直到父亲临终前，我都不知道父亲生了重病，而父亲也未曾叫过苦。

父亲临终前，大家围在床边。父亲用清晰的语调向照顾他的医生和护士致谢："承蒙照顾，非常感谢！"然后又向母亲、姐姐和哥哥道谢，最后握着身为幺女的我的手说了句"谢谢你，小久"，就静静地闭上了眼睛。

看着父亲从此不再睁开的眼睛，我感到一种无法言语、不可思议的感动——人的死亡原来是如此美的一件事！与此同时，也感受到一股从未有过的深切悲伤，我整整哭了两天两夜，好像要把一辈子的眼泪流光。

当时出云地区流行土葬，我至今记得当时因太过悲伤无法在父亲棺木上撒土而被人催促的窘迫情景。然而，正是父亲平静安详的死，引导我走上了现在的道路。

在福冈养老院工作时，我希望照顾那些幸龄者，让他们如同父亲那般安详善终。但这里的老人家一旦临终，就会被强行送医，就算去医院探望，只能看到他们全身插满管子，被生命维持设备包围的样子。身在空无一人的病房里，他们即使发出声音也是枉然，更何况有些人因插管连声音都发不出来。每个人的手都是肿胀的，为防止他们拔掉点滴针管，还把他们绑在病床上，动弹不得。昨天还一起唱歌、用餐的老人，如今仿佛变成另一个人。

"不要紧，大家都在等您回去呢！"听到我这么说，老人们重重地点头，同时流下泪来。

"快带我离开这里，就是死也愿意……带我回养老院吧，拜托了，救救我！"他们一边哀求，一边紧握我的手不放。

苦闷再次笼罩了我的生活，不知不觉地，我病倒了。为了治疗脖子上的肿瘤，我回内地看医生。医生告诉茫然失落的我，要马上动手术。手术结束后，我从全身麻醉中醒来，心里突然冒出一个不安的念头：

要是手术后遗症让我丧失语言能力，那我尚未完成的志业怎么办？

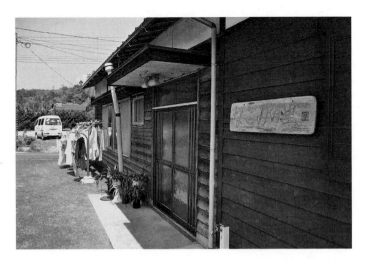

位于知夫里岛海港边的平安之家，由文化活动场馆扩建而成，最初的空间只能容纳三名幸龄者入住，后在各方协助下扩建。

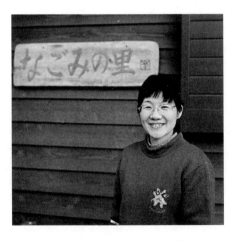

柴田久美子身后即平安之家的招牌。

没有任何犹豫，我当即决定创建"平安之家"。

回想起来，先父是以亲身为例，让我明白"死并不痛苦"。这个铭刻在幼小心灵上的烙印，在我人生半百后，终于显现出意义。如果没有经历过父亲临终那一刻，我就不会进入善终守护的世界，也不会像现在这样，在知夫里岛和幸龄者一起面对死亡。

一个人如果不能面对死亡，或者执着于生存，那他的心就绝不可能获得真正的安宁。

取得岛上NPO证书

幸运的是，当我回到岛上时，小区的老旧集会所（文化活动场馆）正被拍卖，仿佛等着我来接手经营。

这栋建筑的窗户面向大海，眼前的港口停泊着小渔船。我立刻着手进行修建工程，首先在铺有十八张榻榻米的大厅里放置三张床，可供三名幸龄者入住；为保留各自的私密空间，每张床四周用帘子隔开。

有人建议将大厅分隔成单间，将来可变身为方便申请政府补助金的养老机构，但我思考的是，真的有必要把卧床不能动弹的幸龄者一个个关在单间里，用厚厚的墙壁隔开吗？平安之家的幸龄者只要"喂"一声，就立刻有人过来关照，这才是真正的安心。呼叫电铃固然是人性化的设备，但那些行动不便的卧床老人又有几个能自己按铃呢？

我拿到岛根县政府签发的NPO（特定非营利法人）认证证书，以前的同事、本身也是护士的松山美由纪女士也从福冈来到知夫里岛，加入团队，迎接幸龄者入住的准备工作总算完成。接下来，我和松山女士及义工们一起在岛上四处奔走，分发"平安之家"的宣传单。

"NPO？这是什么宗教团体吧？""为了成立公立养老院，我们全村人行动起来，到现在都还没有结果，你一个人怎可能办到，趁还没亏损，赶紧停止吧！"这些说法开始在小岛上此起彼落。

拥有越少就能付出越多

岛民的反应很冷淡，我却一点也不着急，因为我已获得许多善意的帮助和支持：有人送蔬菜、送鱼来，还有人从岛外寄来二十六箱茶叶。"一直守护幸龄者到最后一刻"是我的心愿，也是这些支持者的心愿，更是幸龄者的心愿，因此我坚信，岛上的人们总有一天会接受我。

期间，丈夫也来一起打拼，我们花光仅有的储蓄，开设了"平安之家"，却没人申请入住。当时丈夫因车祸留下后遗症，一直不能工作，只要听说哪家医院不错，便立刻前往求医，先后去过九州岛大学医学部附属医院、福冈大学医院等，但结果都只让他更加郁闷。渐渐地，他对医疗失去了信心。

后来，丈夫觉得帮不上忙，只能默默守在一旁，我能体会他的苦恼，但已无路可退。

"我再回内地去一趟医院吧！"终于，有一天丈夫买了单程船票离开，表示不愿成为我的累赘，增添我的负担。

我非常难过。我们是患难夫妻，能体察彼此的心，无论相距多远，一定能度过这次考验！——尽管这么想，但眼泪还是止不住，只能对着渡轮不停挥手。

住在村营住宅的我，积蓄已然见底，再也无力支付每个月三万五千日元的房租、六千日元的公共区域维护管理费。……而且按规定，年收入需达两百五十万以上才能入住村营住宅，但我得住在平安之家附近，实在别无选择。

此时向我伸出援手的是平安之家附近的邻居滨岩先生（当时七十八岁）。他把存放捕鱼工具的自家仓库腾出来给我住。那时正值岛民对平安之家议论得最为激烈之时，看着一脸惊喜的我，滨岩先生说："活到这把年纪还能帮人，是件很高兴的事啊！"虽然那仓库已有五十年以上的历史，我还是很高兴，装上一个半新的流理台，把旧榻榻米起居室装上拉门，就可以入住了。我立即退掉村营住宅搬进去。

滨岩先生是渔夫，和太太两个人一起生活。身形挺拔、肤色黝黑的他看起来既有威严又有活力，话虽不多，却以实际行动表达对我的支持——他总是默默地把捕获的鱼和新鲜蔬菜放在平安之家门口。

有天，我收到一件礼物——特蕾莎修女的肖像照片。寄信人是千叶茂树先生，他是电影导演，曾在印度为特蕾莎修女拍摄纪录片。特蕾莎修女浅浅笑着，两张照片我都很喜欢，一张挂在平安之家食堂里，另一张则放在我的住处。这两张照片一直给我很大的精神鼓励。

"拥有越少就能付出越多，看似矛盾，却是爱的律则。"特蕾莎修女的话一直在我心里回响。

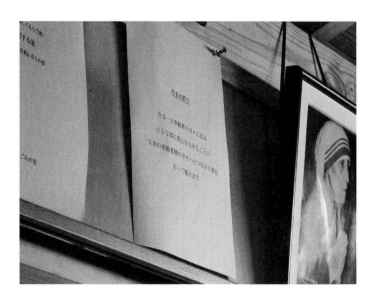

贴在特蕾莎修女肖像旁的祈祷文（为幸龄者用心去做每一件小事，愿日本幸龄者都能得到幸福）。

母亲为我播下的种子

八十八岁的母亲因心脏衰竭被送进医院，接到和母亲同住的大哥大嫂发来的消息，我搭渡轮回到内地。

那天海面上波涛汹涌，像极了我纷乱的心绪。

我直驱医院，母亲十分虚弱，医生说能活下来就是奇迹。她的心脏无力，身上插了氧气管和尿管，躺在病床上。尽管如此，母亲见到我时，还是露出笑脸，拼命想起身。好几个小时，我只是抚摸母亲浮肿的脚。

这时邻床的一位老人家对我说："我对我的母亲一无所知，因为她在我三岁时就去世了。你能感受到母亲的温暖，真好啊！"我一边点头，一边用手摩擦母亲冰冷的双脚，让它们暖和起来。和母亲肌肤相亲、成为一体的安心感让我热泪盈眶。

母亲的病情总算稳定下来，在我准备回岛上的那日清晨，她再度心脏病发，痛苦中的母亲用严厉的口气赶我走，要我快回去岛上。这是一个不想让女儿担心的母亲的慈爱之情。

"你要像侍奉我一样侍奉岛上的幸龄者，如果真心行善，你的功德就一定会回报到我身上，所以不必担心我！"对于从没好好行孝、总让母亲担心的我来说，母亲的温情刻骨铭心。

我依依不舍地离开了医院。在前往知夫里岛的渡轮上，一想起母亲的话，眼泪就不由自主地流下来，心里充满愧疚。

记忆中，母亲总带着微笑。我小时候非常淘气，曾被父亲关进黑暗的米仓，母亲会偷偷打开米仓门，温柔地将哭累的我抱在怀里，我至今仍忘不了母亲怀抱的温暖。试想，她一个人嫁来一个大家庭，一定吃了不少苦，除了服侍公婆，照顾小姑，还要在艰困的战乱中维持家计。和同时代的女性一样，母亲从年轻时就不怕吃苦，心性经受各种磨练。她没有个人私欲，坚持不给人添麻烦，安分地生活。

毫不犹豫地决定让母亲"自然死亡"

在那之后，母亲的病情依然不乐观，已持续四天无法进食。接到嫂嫂电话后，我再度赶去医院，听主治医生说明母亲的病情。最后医生问："要做延命治疗吗？"

"不，要自然死亡，我来看护！"我直接拒绝了，因为我认为医院是治病的地方，而支撑病人精神是家人的义务。

母亲身体还算硬朗时，常提起她姐姐的事。

"我去探望住院的姐姐，在走廊上就听到痛苦呻吟声，我偷看了一眼，发现是姐姐在呻吟。姐姐全身插满管子，痛苦的样子太可怜了，我都不知说什么好。我死的时候，可不要在身上插管子！"

身为小女儿，我没有和其他家人商量，就毫不犹豫地决定让母亲"自然死亡"，只因我知道尊重母亲的意愿最重要。

母亲在病床上静静地躺着，呼吸急促，好像很痛苦。我坐在床边，把脸靠近她，和她四目相对。病房外，隆隆春雷不停地响着，母亲不时被吵醒，睁开眼睛，用清澈的眼神看看我，然后又放心地闭上眼睛。我握着母亲的手，在心里和母亲说话。

"妈妈还记得那个寒冷的冬天发生的事吧，我哮喘很严重，连医生都说不行了，可是您还是彻夜不眠地抱着我。虽然那时我太小，还不太懂事，只觉得可能会死在您的怀里，但我什么都不怕，一定是母亲的温暖让我安心。谢谢您，妈妈！"

我的脑海里浮现出一个个和母亲有关的难忘回忆。

"妈妈，我是在出云大神社的祭日那天出生的，一定接受了很多人的祝福吧。谢谢您生下我，把我养大，谢谢您给予我这么多爱。"

我彻夜回忆与母亲共同的往事。回首来时路，也许我一直误以为是凭一己之力走过来的，殊不知我是沉浸在爱的怀抱里，依靠着许多生命的支持才活到现在。

对我来说，守护父母临终的时间是一场寻找自我的旅程，也是重新探究生命意义的机会。

"受上天眷顾及父母赋予我生命，让我活下来，才有现在的我！"我心里充满对母亲的感激。

不到临终看不见这道光

几天后，母亲突然奋力睁开眼睛，并动手拔掉氧气罩。我劝她："氧气罩还是戴着吧，呼吸比较顺。"母亲摇摇头："我和神明在一起，不需要了。"然后她举起满布皱纹的双手合十。

此时母亲的表情安详而庄重，痛苦仿佛都消失了：每次问母亲和谁在一起最高兴，她一定回答："神明。"

在病危前，母亲每天都说她想早点走，但临终之际，她等到了拯救之光，和神明相遇了。那一瞬间，母亲的病开始好转，脸部表情也变了，周围的人都说从没见过这么灿烂的笑容。

不到临终之际看不见这道光，也许正是这道光引导我们去彼岸幸福世界的吧？

因为期待和我一起去知夫里岛生活，母亲努力复健，我也暂时放心地回到岛上。岛上的员工和义工都一心盼着我回去，本该成为幸龄者起居室的大厅里堆满了外界的援助物资，都快堆到天花板了。虽然准备工作进行得很顺利，但依旧没有人申请入住。

当晚，为了慎重起见，我打电话回家确认母亲的状况，家人说没有特别的变化。挂了电话，却总觉得母亲在唤我，于是隔天一早，我又搭上渡轮准备去医院。

两小时后，渡轮抵达内地，我和往常一样转乘电车赶往医院。不一会儿，我的手机响了。

"妈妈她……"电话是哥哥打来的。

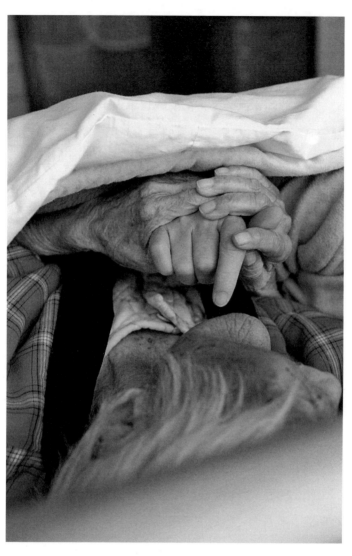

临终现场并非只有悲伤，而是充满爱与喜悦的时光。（国森康弘/摄）

"我现在刚到直江站，马上去医院！"

"你昨天不是回岛上去了吗？"哥哥问。

母亲安详地躺在床上，像睡着了。我用水湿润母亲的嘴唇，然后把脸贴近她的脸颊，对她的灵魂说："谢谢您，妈妈！"母亲庄严的笑容让我内心感到一丝慰藉。

我抬头看母亲的床头，发现那张纸还贴在病房的墙上。

"请不要对正在努力的母亲说'加油'，请对她说'不要紧'——她的女儿留"。这是我对护士和来探病的人写下的"嘱托"。

我默默地撕下那张纸，然后和哥哥们一起，最后一次说："不要紧的，谢谢！"向母亲告别。

在医生和护士目送下，我们一起搭哥哥的车离开了医院。

母亲在我的臂弯里静静地睡着，她已经去了天国。我紧紧地抱着母亲的身体，想永远感受她的温暖。

车厢里洋溢着清朗的气氛，就像母亲生前一样。

走过人生谷底的领悟

曾有一段时间，我在日本麦当劳这个巨型企业里迷失了自己。

当时，公司里大多数是男员工，为了不被他们看轻，我每天拼命工作，读遍上万本工作手册，不知不觉满脑全是如何提高效益，全没半点"闲心"为别人着想。当时我只想争口气给那些瞧不起我的男同事们瞧瞧。

在和对手激烈的竞争中，我赢得胜利，争取到盼望已久的机会，前往美国芝加哥的麦当劳总部研修、学习，事业更上一层楼。当时的我拥有人人称羡的机会与发展条件，但内心却感到前所未有的空虚，生活越优渥，失落感越大。我的心神消损严重，找不到生活意义，就像被逼到走投无路、跑进死胡同的一只小老鼠，四处乱窜，最后潜意识渴望"一了百了"，终至犯下愚蠢的错误。

当我醒来时，已躺在医院病床上。

"发生什么事了？"

"不知道。很抱歉惊扰您了！"

警察和兄长的对话从病房外传了进来。幸运的是，我保住了一命。

出院后，我辞掉工作，离开东京。

在那之后过了几年，我投身于幸龄者之中。

"活得痛苦的不只你一人，希望你能活下去，珍惜有限的时间。"

"坚持活下去，是上天赋予人的使命啊！"

有些幸龄者去世前还这样鼓励我。在每天认真面对死亡的过程中，我得以细细领悟生命的宝贵。

谁也不知道明天是否能像今天一样醒来，当我开始理解那就是上天平等赐予我们的"生命"时，已经干枯凋落的心，又一点一滴恢复了滋润。

"如果明天还能再醒来的话，就应该像迎接新年一样高兴，感谢自己还活着。无论任何事我们都要以真心面对，一件件认真处理，服侍好幸龄者们。那样，即使傍晚时自己的生命结束了，也不会后悔。我想怀有感恩之心走完人生路，临终时说声'谢谢'，辞别人世。"

现在，我就是用这样的心情迎接每一天。

舍弃所有，在陪伴幸龄者度过他们人生最后时刻的过程中，我第一次了悟什么是生而为人真正的活法。

来到这世上的每个人都扮演着重要的角色。无论人生历程如何，就算犯了罪、被人唾骂，都是值得活着的宝贵生命。我看护过的幸龄者有各种不同的人生背景及故事，这令我理解到，所有生命都是平等且高贵的。

常听人说"那家伙不得好死"这样骂人的话，我深不以为然。每个人死的时候，脸上都会浮现安详的笑容。从我们出生那一瞬间开始，便在爱的包围中成长，最终也要在爱的包围中迎接死亡。我希望有更多人明白这个道理。

全日本几乎没有其他地方像平安之家这样让幸龄者迎接自然死亡。活着的每一刻都极其重要，无可替代。无论是谁，当他见到生命的真相时，一定都有活在"奇迹"里的真切感受。

我的存在是多么不容易，无论缺少哪一个祖先，我的生命便不能存在。正是由于奇迹不断发生，才有了现在的我，而我也才能在平安之家看护幸龄者。

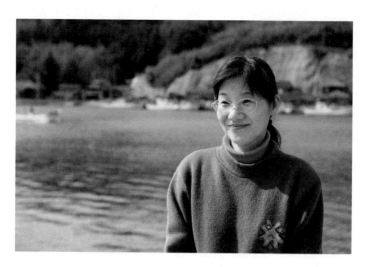

守护父母临终，让柴田久美子重新探究生命意义，　（国森康弘/摄）
并开启迈向善终守护的人生志业。

第二章

日常

寂静的离岛，悠远的古风

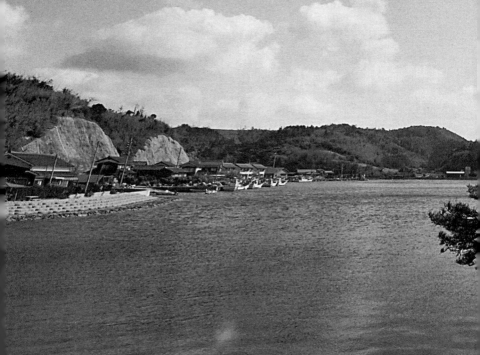

岛根县外海，隐岐群岛上最小的有人岛知夫里，

人口仅七百多，曾是流放日本天皇的秘境，

拥有国家级名胜赤秃山、知夫赤壁。

由于联外交通不便，小岛居民长年自给自足。

他们与天地自然共存、平等看待生死的活法，

深深吸引着我……

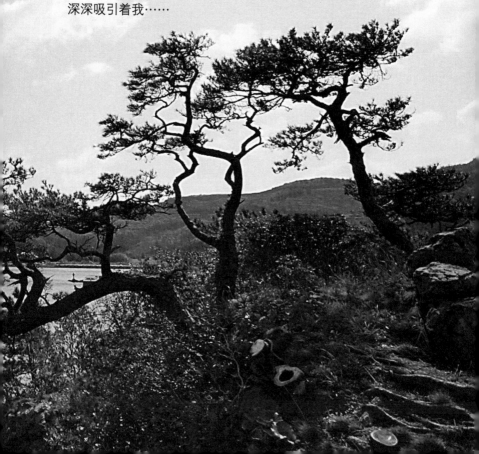

古史交融于常民文化

在知夫里岛，有继承出云大社流派的一宫神社。《古事记》中著名的日本神话"因幡之白兔"，描述的就是原本住在隐岐岛的兔子为返回内地而欺骗鳄鱼的故事。

平安之家的赞助者宫崎绿女士满怀热情地推广一千三百年前的《古事记》，她认为这本史籍是日本最早的历史书籍，是日本人的灵魂。书中还收录了远古的"让国"事件（编按：神话故事中，象征大地自然能量之神的"大国主大神"，在成为一方国土统治者后，将统治权出让给象征赐予万物生命力的太阳女神"天照大御神"，自己则移居出云大社。），多亏大国主大神奉行非暴力主义，权力才得以平稳过渡。

这让我想起成长过程中，父亲常讲的民间神话故事。

在出云大社安眠的大国主大神是日本人的父亲，一宫神社每年都会发给岛上每个家庭"天照皇大神宫"的神符，平安之家也供奉着这神符，这位大神应该就是接受大国主让国的"天照大御神"吧？

"绝不能生气！"这是爸爸的口头禅，或许也是一千三百年前大国主大神说过的话？历史交织融入岛上的日常生活中，我为这样的小岛文化深感自豪，我们绝对不能忘记，有祖先才有我们。

独居的岩崎文子女士（当时九十四岁）正是不忘感恩先祖的人。

我常去文子女士家，庭院里的花草长得非常茂盛，因为文子女士用茅厕里的粪便来施肥。我曾多次劝她不要再这样劳动，她就是不听，总是趁旁人不注意时偷偷在花草根部施粪肥，这在从前是很普遍的施肥法。

后来，文子女士卧床不起，仍盼着我的到访。她总是握着一本封面破旧脱落的横线笔记本，那是她已故丈夫和病魔抗争的日记。

"今天心里也很难过，我还能活多久？现在只担心文子。因为一些小事大声斥责了她，希望她能原谅我……"每次去见文子女士，她都会拜托我读那本日记给她听。

文子女士的视力衰退，耳朵也不灵光，我靠在她耳边读日记，读到最后我总会加一句："他真是个好丈夫"。

听我这么说，文子女士脸上便浮现少女般的笑容。

若要和我一起外出，文子女士一定会把轮椅停在佛龛前，左手慢慢靠向麻痹的右手，合掌禀告："孩子的爸，我出门了，马上就回来喔。祖先们，今天也感谢您们。"

丈夫仍活在文子女士心中，祖先则是她的心灵支柱。独居的她一点也不害怕，常说"我和孩子的爸在一起……"，她坚信自己仍和家族先人们一起生活。

"本以为孩子的爸去世后，我一人住这么大的房子会很寂寞，结果却感觉比活着时更靠近他，所以我离不开这里。"

岛上有很多幸龄者跟我说过类似的话，我自己也是在母亲过世后，更能感受到母亲就在身边。

不只是平安之家里的故事，我还想把岛上幸龄者的生活态度分享给更多人。我巡回全国各地演讲，每次总能感到被母亲护佑的安全感。演讲前，我一定双手合十感恩母亲和先祖们。

"请允许我以亲身经历来表述死亡和幸龄者的尊贵！"每当我如此祈祷，都能感受到先祖发挥力量，让在场的每个人都认真地聆听。

当我们缅怀先祖、不为眼前所感时，就能感受到万物被爱包围。从有人类开始，到我们的生命出现，历经过多少生死传承？每个人的生命都是奇迹，若对此毫无意识，那真是太可惜了。我愿意努力侍奉更多的幸龄者，述说他们的生命及善终的故事。

在家善终的传统

知夫里岛岛民仍有"要在自家善终"的传统思想，这是日本优美的风土文化孕育而成的，但如今在日本内地、包括岛根县，在医院过世的人都超过九成。

临死前被送上救护车，离开熟悉住家的幸龄者们，真希望这样吗？在医院，不想被急救、靠机器维生的幸龄者，却身不由己地被迫接受延命治疗，最后在非亲非故的医师或护理师看护下离开世界。

人不管身处何种境地，都必须保住生而为人的尊严，直到最后。明明很多人都注意到这一点，为什么却抗拒接受自然的善终呢？

千代女士 / 去世前三天从内地回来

在岛上社福单位担任居家看护时，我就认识当时九十二岁的中野千代女士。

癌末的她，拒绝女儿同住的提议，一人独居。高龄母亲一人住在偌大的房子里，女儿当然会担心，但其实每次拜访千代女士，我发现她都把家收拾得井井有条。千代女士还仔细修剪了宽敞庭院里盛开的花朵。

"我不久于世，得趁早把身边的事打理好！"千代女士总这么说。

千代女士夜里常强忍剧痛，因"怕给人添麻烦"，都熬到早上才拜托诊所医生来家里打点滴，然后才勉强入睡，就这样日复一日。朋友都劝她别硬撑，但千代女士一面表示感谢关心，一面还是倔强如昔。她这样勇敢，让我非常不忍，又为人竟能活得如此凛然无畏，而由衷惊奇感佩。

有一天，千代女士因紧急状况被送到内地医院。大家都觉得她此去无回了，唯独千代女士的女儿盼望母亲回到岛上迎接临终时刻。

去世前三天，千代女士从内地回来了。她女儿毅然决然地说："我把妈妈带回来了，我来照顾她！"

她没半点犹豫，显然已做好接受母亲即将过世的心理准备，从她的背影，我看到一位善终守护者的觉悟。

接受并照顾临终者是沉重又高尚的工作。人类最公平的命运就是死亡，在死亡来临前，共同好好活着是爱的行为。千代女士母女用实际行动让我明白这一点，我在心里向她们合掌致意。

富女士 / 练习扮笑脸迎接死亡

知夫里岛上，每天早晨村里会广播。

"今日海上有暴风雨，渡轮全部停航！"渡轮没开，岛上与内地就断了交通。海上狂风暴雨，岛民一点办法也没有。越到深冬，越常遇到这样的日子。

"婆婆，今天隐岐丸停驶了。"

"真的吗？暴风雨的缘故吧！"

这是在平安之家暖烘烘的火炉前的对话。和我对话的婆婆是大木春女士，她是平安之家最年长者，当时九十二岁。她已忘了自己的年龄，每次我说她只有八十二岁，她都深信不疑。春女士怕热，倒不畏冬寒。

火炉上的水开了，发出呜呜声响。"来洗个脚吧！"在蒸腾的热气中，我帮春女士慢慢洗净她白皙的双脚。那时，忽然想起铃木富女士，她和春女士一样都是九十二岁，但不良于行，独居在一间小房子里。

我开车技术不够好，无法开上雪道，便搭了同事的车去拜访。见到富女士时，她正裹在电热毯里，直直盯着镜子。听力退化的她，没察觉我跟她打招呼，专注地对镜子扮笑脸，我只好直接推门进屋。富女士发现我来了，露出难为情的笑容。

"我在练习如何微笑着死去，就算没有美丽的遗照，也要留下最好的表情。"她对我解释。我听了无言以对，只默默地握紧她的手。

"谢谢，很冷吧！"富女士也握紧我的手。

正一先生 / 半夜里寿终正寝

我跪坐在佛龛前，注视着前田正一先生的遗照，默默地合掌祈祷。正一先生去世时九十三岁，小小一张黑白相片里的他，脸上浮现孩童般纯真的表情。

在知夫里岛，逝者没有遗照是很常见的，因为这里没有殡仪馆或照相馆，即使照了相，也只能送到邻岛冲洗。

正一先生的太太对着丈夫的遗像轻声说道："老头子，柴田小姐来了，你知道吧？"

正一先生双手紧紧合拢，双脚整齐并拢，做好上路的准备后才断气的。去世时，连睡在身旁的太太都没觉察，直到隔天早上太太喊他起床时，才发现他已经走了。之前曾多次前来看诊的诊所医生，双手合十，只说了一句："正一先生寿终正寝了。"

几天前，我去拜访正一先生时，还看见他在起居室枕着煎饼盒睡得香甜，脸上一抹淡淡微笑，好像正和谁在说话。听到我叫他，正一先生微微睁开眼睛，随即又闭上。即使我帮他取下假牙也没能吵醒他，我握着正一先生的手等了二十多分钟，他仍然在睡梦中。

隔天，正一先生说："我昨天去亲戚家了，看见一旁的电暖桌上有两个茶杯……。"他巨细靡遗地描述亲戚家里的摆设，让我非常惊讶，还联络了那个亲戚确认。前一天，正一先生的灵魂一定是离开肉体，到亲戚家去作客了，会有这样不可思议的事吗？我想起自己也有类似经历，在我很小时，曾因小儿哮喘被医生诊断性命垂危，那时我第一次从天花板俯视自己，所以我无法否定正一先生所说的话。

正一先生后来一直徘徊在生死两界，我和他之间已不需言语交流了。

我尊敬的特蕾莎修女说："灵魂交流是不需要语言的，此时只要对彼此心存感恩。"我能做的就是陪伴在临终者身边，握着他们的手。幸龄者让我明白这是件多么可贵、美好的事情。

看护幸龄者，让我们体会失去所爱的深沉悲伤，同时又得到很多难以置信的"生之力量"。

他太太跟我讲了一个故事：

"老头子去世前，我觉得自己一个人无法继续住在这里，但现在我离不开这房子，因为感觉老头子一直在守护我，很安心，真不可思议！我从山上农忙回来，老头子都会和我打招呼，真是感恩啊！"

她一定是从正一先生那里感受到了非常重要的东西，珍贵独特，无法言传。

觉悟生死，充满喜悦

当人对死有所觉悟，意识到自己是受上天眷顾而活着，一定能感受到生命的喜悦。

贞子女士 / 光呼吸就充满喜悦

这一天同时来到富女士家造访的青木贞子女士（当时八十二岁），刚接受心脏手术，从内地回到岛上。岛上老人家出现紧急状况时，会动用自卫队直升机送至内地医院。贞子女士因为需要紧急动手术，被直升机从平安之家附近的机场载走。

贞子女士一见到我，迫不及待分享她的手术经验："手术好像花了很长的时间，术前几乎无法呼吸，觉得自己快不行了。术后一能尽情吸气，眼泪立即掉下来。健康时一点都不觉得呼吸值得庆幸。那时的感觉和以前完全不一样……。"

贞子女士顾不上喘气，接着往下说："我知道是老天爷让我活下来，现在我常对着空气合掌感谢，活着真值得庆幸！"

现在的贞子女士连呼吸都充满喜悦，因为她感受到一种超越医学的、肉眼看不见的伟大生命力拯救了她。只要想起贞子女士充满喜悦的神情，我似乎也从自己的呼吸里感受到生命的喜悦。

静子女士 / 怀抱感恩心走到最后

独居的吉川静子女士（当时八十二岁）唯一说话的对象是一只小野猫。但十多天来，一直没见到那只猫的踪影，静子女士担心得病倒了，我带着乌冬面和水果去探视。

我一边唤着静子女士，一边打开大门，玄关一片漆黑。听到微弱的回应声从黑暗中传了过来，我松了一口气，打开灯，走过去协助静子女士起身。静子女士平时在厨房里起居，冰冷的木地板上铺着薄薄的绒毯，再盖上棉被。不想弄脏住在内地的儿子为她盖的这个新家，她没使用过厨房以外的空间，还为省电拔掉冰箱插头。

午餐的粥和菜肴，静子女士几乎都没动。面对热乎乎的乌冬面，她很不好意思地勉强吃了两三口，然后双手合十，看着空荡荡的厨房，喃喃自语："回送你什么好呢？"我刚帮她买来的鸡蛋在昏暗的灯光下白得发亮，那是用她这次领到的养老金仅剩的一张千元日币买来的。

静子女士要我把鸡蛋带回去，我礼貌地婉拒了。静子女士说："受你这么多照顾，却无法回报，真过意不去！我不会忘记你的恩情，真的感谢你！"她低下头对我双手合十。

"实在不敢当，请抬起头好吗？"我说。

静子女士注视着我，流下了泪水，我们相拥而泣。

那之后，静子女士再也没恢复食欲，她衰弱到无法下床，徘徊于死亡边缘。多次劝她看医生，她都没答应。我也联络了静子女士住在内地的儿子，一直没回音，也许其中有不足为外人道的情况吧。我只能压抑悲愤的心情，尽我所能照顾她。

后来，我渐渐理解了静子女士，她已放下对生命的眷恋，只想抱着感恩之心离开。

现在，只要"平安之家"面临困境，我就会默默双手合十，像静子女士一样由衷道谢。当我看到生命的真实状态，感激自己受上天眷顾才能这样活着，我的心就被爱包围，迷茫顿消。多亏静子女士的引导，让我走上善的道路。

幸子女士 / 坦然欢迎死亡降临

卧床的川本幸子女士想看海，我们把她抬上轮椅，一边聊天，一边沿着向海坡道缓缓前行。幸子女士头脑很清醒，难以想象她当时已高龄九十六岁。沿路是充满秋意的洞庭蓝花，被这些可爱的宝蓝色花朵吸引，还有游客专程从内地前来拍照。

我们散步了一会儿，就停下来欣赏美丽的夕阳沉落海中，幸子女士自言自语说："我得赶快死掉啊！我活着会让媳妇荣子受很多罪。荣子真是神啊，对我很好。我一天吃两餐，其实不吃也可以……，但荣子会担心，我要自己别吃饱，只吃一点点，因为我想早点死啊！"

幸子女士一心为一起生活的儿子和媳妇着想，话语里没有丝毫犹豫和怨怼，表情安详，听起来揪心又温暖。幸子女士曾因疗养短暂入住养老院，那时她吃得极少，曾让我很担忧。

媳妇荣子女士也很关心她："也许是我们害婆婆卧床的，我反省自己，觉得不能太由着她，应该更严格一点。我总是和孩子的爸说，如果是为了婆婆，我什么都愿意做！"

那让我记起幸子女士的话。在只有活着才有价值，死了就什么都没了的时代，人们该如何理解幸子女士这样的活法呢？对渴望长命百岁的人来说，也许觉得不可思议，然而，岛上就是有像幸子女士这样坦然欢迎死亡的人。

幸子女士每天都在欢声笑语中度过，这是她生活幸福的最好证明。人只要感受到家人深刻的爱，自然便能活得如此谦逊有礼。如果我也能像幸子女士这样，该有多好！

茂先生 / 回归灵魂故乡的安详时刻

望着满天星斗，我想起松田茂先生（当时九十七岁）。

茂先生瘫痪在床，无法自己翻身，不知道能不能撑到夏天的祭典。距离岛上医生上回的诊断，至今已过了二十天了，茂先生没打点滴也没吃药。

"茂先生！"我大声呼唤并握住他的手，但他只是一脸茫然。我边和他说话，边帮他换尿布，用温毛巾擦拭他全身，但还是没有任何回应。

据说人一旦放弃对肉体的贪恋，也不再被思想束缚时，就会回归灵魂的故乡。茂先生也在迎接最后时刻的到来，他应该感觉不到暑热和痛苦了吧？

我静静握住茂先生的手，感受他安详的心。第二天，茂先生依然一脸木然，我和往常一样用力握着他的手，同时呼唤他的名字，突然间，他张开眼睛并快活地说起话来：

"有两个早就死了的朋友来找我，他们没说话，只是很高兴地拉着我的手，我跟他们去了，一点都不可怕，那是非常好的一个地方！"

茂先生让我知道"死亡是回归灵魂故乡最安详的时刻"，他还清晰地说出了两位朋友的名字。

以前也曾多次听幸龄者在临终前说过类似的话，说他们能够看到死后世界的景象。

当时还有一位九十四岁的冈田善三先生曾问我："你害怕死亡吗？"突然被这么一问，一时不知如何回答。几天后，我去善三先生家帮他换尿布，他告诉我：

"柴田女士，我现在不害怕死亡了。最近我常到那里和死去的双亲及姐姐会面，大家看起来都非常快乐幸福。以前我觉得死亡很恐怖，现在不怕了。他们让我回到人世，所以我又回来了。"善三先生脸上一片安详。

几天之后，善三先生如预期离开人世。他没让任何人费神，还用亲身经历告诉我们：死亡并不痛苦。

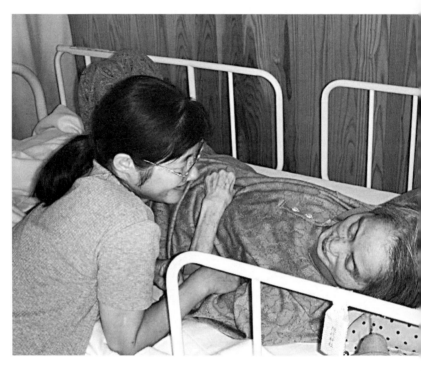

平安之家的信念，就是像家人般守护陪伴在幸龄者身边，不需语言，就能感受到彼此充满感恩的心意。

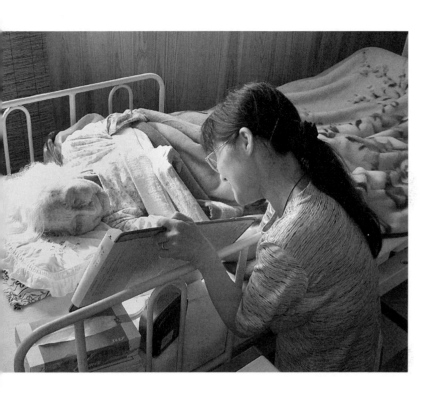

看看海，就可以克服困难

从内地前来知夫里岛的直航渡轮一天只有一班。来自内地的参访者大多会在鸟取县的米子先住一晚，隔天早上从岛根县的七类港搭渡轮前来岛上，回程渡轮则开往鸟取县的境港，所以内地来的观光客若把车子停在七类港，就算搭直航渡轮回去，也无法直接取车。

我对这种不便非常习惯，常对来参访的人说："隐岐是流放天皇的地方，不是那么简单就可以渡海过来的。出发前一天，最好找个地方小住一下，让心情平静下来……。"

为了让参访者深入了解平安之家的生活，只要时间允许，我会开车载他们在岛上逛逛，途中顺路拜访名胜古迹，介绍岛民生活文化。

自然礼物·地藏菩萨·治病灵水

知夫里岛最值得一提的是得天独厚的自然环境，为了让参访者实际感受，我常带他们去位于松尾山麓河井的地藏菩萨处，那里有后醍醐天皇被流放到隐岐时短暂停留的松养寺。山上不断涌出的河井泉水，受到地藏菩萨的保佑，被岛民奉为可治百病的灵水，参访者对着地藏菩萨合掌礼拜并喝下灵水，乐呵呵地一致盛赞水的滋味美好。

在三百六十度全景延伸的赤秃山山顶周围，放牧着牛马。如果遇到牛在路上走，或者卧倒路间，就要停下车让路稍候，这是岛上的规矩。当然，我的车身常喷溅到牛粪。从山路上就可远望美丽的大海，参观者常要求停车赏景，那时间正好让我解说平安之家理念。

我说："我总是带平安之家的新进员工来这里，告诉他们，虽然我们的薪水是岛根县最低的，但如果遇到什么难过的事，请来这里看看海，就一定可以克服。'从现在开始，这片壮阔的自然美景就是你的了，请务必努力！'我这样鼓励他们。"

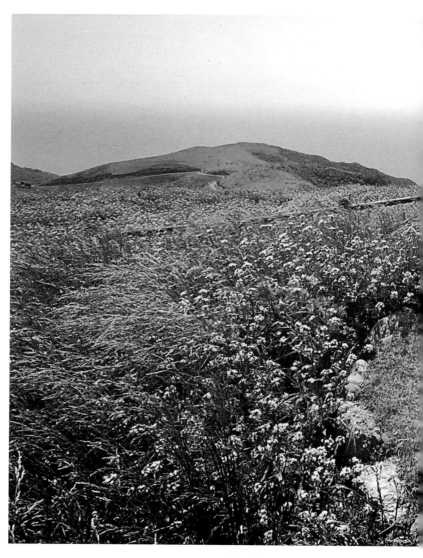

赤秃山是岛上的最高点，四面环海，充满自然的疗愈力。

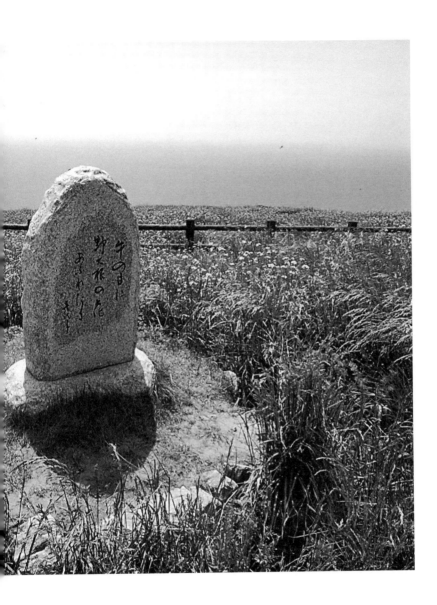

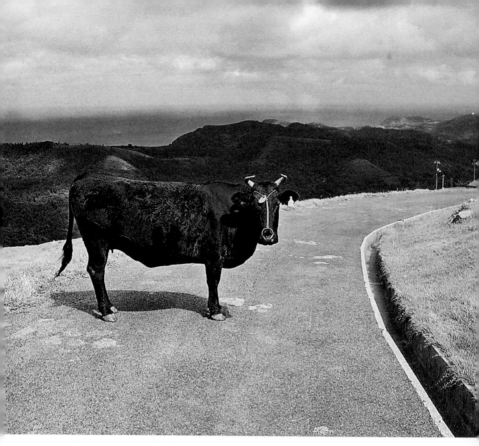

整个岛上没有红绿灯，若遇上牛只过马路，要礼让牛只先行。

日本国家级名胜"知夫赤壁"是一道有着红、黄、紫等鲜艳色彩的断崖，虽然我曾带很多参访者来到现场，已看过好多遍，但每次看到的景象都不同。在落日沉没入海、夕阳余晖笼罩赤壁时，会出现一道光，延伸至海平面，让观者忍不住想迈步走上前去。自然的礼物总是美丽到令人感动。

唤醒内心对父母的感恩

中午回到平安之家享用午餐，一般备有蝾螺咖哩饭加色拉，蝾螺当然是附近渔民送来的。游客们会一边喃喃自言："用蝾螺做咖哩饭，太奢侈了吧！"一边两三下就把饭菜吃个精光。担任厨师的滨佳惠女士（当时七十八岁）为此非常高兴。

渔民之妻滨女士多年经历各种生活磨练，是位"有胆量的母亲"，紧急关头总能给我有力的支持。初春，员工纷纷辞职时，她赶来帮助我；在平安之家陷入困境时，她主动要求值夜班："只要用得上我，无论值几个夜班都没问题！"

滨女士一边收拾午餐碗筷，一边对大家说："我住在附近的儿子和孙子来玩时，儿子对孙子说：'因为有奶奶才有爸爸，有爸爸才有你。所以如果没奶奶的话，你就不可能站在这里了，还不快谢谢奶奶！'孙子听了，就将一双小手合十说：'奶奶，谢谢你！'哎呀，我听了实在高兴！"

孩子可爱的形象在脑海浮现，让所有参访者的心一下子变得柔软，连我也跟着开怀起来。我不由得想起斋藤一人先生（编按：1948年出生，日本实业家，创设银座日本汉方研究所，研发生产中药化妆品及健康食品，并出版许多著作。）的诗：

虽然人生不全是快乐
但战胜痛苦和难过
安心时心里浮现的总是
这一句
妈妈，谢谢您生下我

人从这个世界获得生命，然后衰老、死去。直到最后一刻，我们都要心存感激。"妈妈，谢谢您生下我"实在是绝美诗句。更不用说，从小孙子那里听到"奶奶，谢谢您"这样的话，滨女士自然是无比高兴。

　　从滨女士小孙子的话里，我体会到一种珍贵的情感，当参访者离开时，心里那份对父母的感恩之情一定也被唤醒了吧！

一生与土地相依共存

知夫里岛上的幸龄者们，有在波涛汹涌的日本海上，靠一条渔船打拼谋生的七十岁渔夫；有耕种一小片田地，过着几近自给自足生活的老夫妇；以及那些坚持在岛上临终、不顾家人反对决不住院的幸龄者们。

岛民这种生活态度令人感动，也许这就是我最喜欢的内村鉴三老师所说的："向自然学习，努力劳动"的活法吧！

大自然在不知不觉中洗涤我们的心灵，这些幸龄者的心，就是在日日生活中被磨亮的吧？人生最重要的是无论何时都不迷失自己，这样的活法在这座岛上确实存在。

八重子女士 / 用自然农法栽种萝卜

树上的叶子转红后，开始片片飘落。

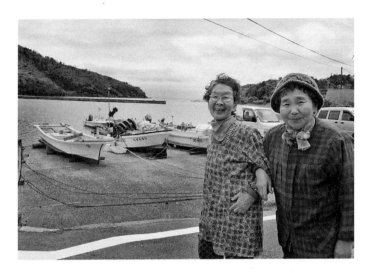

向自然学习、到老也要努力劳动，就是
知夫里岛民的生活写照。

（国森康弘/摄）

"婆婆您瞧，冬天快到了。"我推着春女士的轮椅，边走边看着远方染上秋色的山峦，高远的晴空一望无际。为了不让春女士受风寒，我帮她裹上好几件盖毯和浴巾。

"那个黑瓦的屋顶是我亲戚家吧？"

"要不去看看？"知夫里岛上约七百七十人，春女士对这里一切了如指掌。对我这样的外地移人，她是得力的依靠。冬天一到，此地渡轮常停驶，有时甚至连食物都运不过来，岛上居民至今还过着近乎自给自足的生活，每家都自己种菜，冬天家家户户屋檐下都挂着白萝卜，切成长条形的萝卜用绳子吊起来，可以吃上一整年，这些都是为过冬储存的蔬菜，所以这里一连几天吃白萝卜属稀松平常。在高度运输、大量消费的现代社会，岛上还残存着与土地共存的生活方式。

散步途中，我们遇到了当时八十一岁的相川八重子女士。她一手拄着拐杖，一手忙着打扫庭院。八重子女士几年前从内地搬回到岛上，现在独自一人生活。她因为脚疾，行走不便，不过能说一口不带乡音的标准日语，听她说话好愉快。

"那里曾长出一根萝卜！"她在院子里一个空啤酒箱上坐下，指着一个角落说："就是那里！一粒掉在水泥地

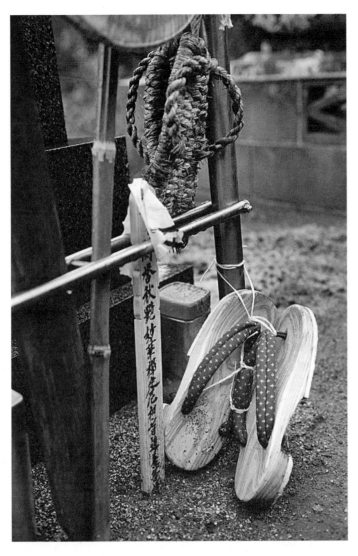

岛民对生死抱持虔敬的心，在墓地插上写着　　　　（国森康弘/摄）
佛号的"卒塔婆"木牌以超渡亲友。

隙缝里的种子竟有这么顽强的生命力，简直让人不敢相信。我把它做成萝卜泥吃，辣劲十足哪！"

像等人来聊天似的，八重子女士话匣子一打开就停不了："明年我打算在这片长满杂草的田里洒两包萝卜种子，用自然耕作法。"她眼里闪烁着少女般天真无邪的光。

"您不是开花爷爷（编按：典故源自日本童话，讲述一对好心的老夫妻屡受一对贪心的老夫妻欺侮，但每次总能因祸得福，旨在阐扬善恶有报），而是萝卜奶奶！"听到我这么说，八重子女士笑了。

快乐的时光很快过去，离开时八重子女士说："假设我还有五年好活，若能在岛上按自己的意愿活，缩成三年，我也甘愿！"这就是八重子女士的愿望，无论如何都要在自己希望的地方，按自己的方式去活。

为了圆满这生而为人最基本的愿望，我愿陪着幸龄者走下去。

节子女士／尽力做自己能做的事

和八重子女士的谈话让我想起刚来岛上时，曾因听不懂方言而感到挫折。

那次我去拜访村中节子女士（当时九十五岁），她要我帮忙打扫庭院，我立即拿起竹扫帚打扫屋后院子。

"柴田女士，你去哪儿了？真是伤脑筋，人不见了！"节子女士大叫。

"我在这里！马上就扫好了！"我赶紧跑回去。

"你在扫哪里呀？"腿脚不方便的节子女士跪在地板上爬到玄关，她等了好久不见我身影，有点担心。原来，岛上的人口中的庭院指的是玄关，我们相视大笑起来。

打扫结束后，节子女士拿出几根大号缝衣针，请我一一把线穿上，这样在我下次造访前，她好有针线可以使用。她戴上陈旧的老花眼镜，镜框一边的金属螺丝已脱落，只用橡皮筋固定，看来似乎随时可能滑落。然后，她打开木柜，小心翼翼取出几只有破洞的袜子，开始一针针仔细缝补。

"要是被我儿子看见，他会很生气地叫我丢掉，可是我舍不得，这大概就是老年人的习惯吧！想想战时有双袜子是多珍贵的事，哪怕破得只剩个形。不管儿子怎么骂，我都不舍得丢。"

节子女士和儿子一起生活。儿子话不多，非常照顾她。她说："有些老人常感叹说早点死好，爱发牢骚，如果真的想去死，那就太辜负家人的照顾了，所以不可以说那种话。从前岛上有很多老人上吊，现在时代进步了，社会开始重视老人，我能这样活着，真让人感激。如今我要尽力去做我能做的事，虔诚地活下去。"一番话说得铿锵有力，很难想象她已高龄九十五岁。

久子女士 / 总说自己"才"九十岁

九十岁的山田久子女士独自住在一间玄关两侧保有宽敞回廊的老房子里。经过她家总能听到怀旧的缝纫机声，那是久子女士正在回廊上踩着老式脚踏缝纫机的声音。闲聊间，久子女士突然和我商量起一件事，让我很意外。

"盂兰盆节孩子会回来带我走，但到了城里，我都觉得快死了，每回有访客，我都得躲起来，没人会理我，虽然住在气派的房子里，每天都有好吃的，什么也不缺，可是婆婆我才九十岁，什么都可以自己来呀，我在岛上出生，也想死在岛上。可以这样跟孩子们说吗？"久子女士一脸焦虑，边说边踩着缝纫机。

"当然要好好和孩子们说，不然他们也不知道您的心思。"

"可是这会让城里的孩子们很为难吧？"过了一会儿，缝纫机声停了。

久子女士出生至今，在岛上住了九十年。作为母亲，她把孩子们一个个培养成才，之后又照顾父母和丈夫，让他们尽享天年，现在轮到自己了，"想在岛上迎接最后时刻"是她理所当然的愿望。

她每天早上都去扫墓，向先祖表达感恩之意，下午则专注喜欢的缝纫工作，用碎布缝制一些小东西，分送照顾她的人，表达感激之情。

久子女士是早晚都不忘感恩的人，她说自己会坦然面对死亡，今后也将一个人生活下去。

说自己"才"九十岁的久子女士，那豪迈气概让我不由得为之精神一振。

每当看到生活在岛上的幸龄者，我的心底就会涌出一股感动——原来人可以如此坚强地活下去！归根究柢是因为他们将死亡和出生平等看待，因为重视死亡，更加珍惜生命。

相对于一般忌讳死亡，这真是极好的活法。

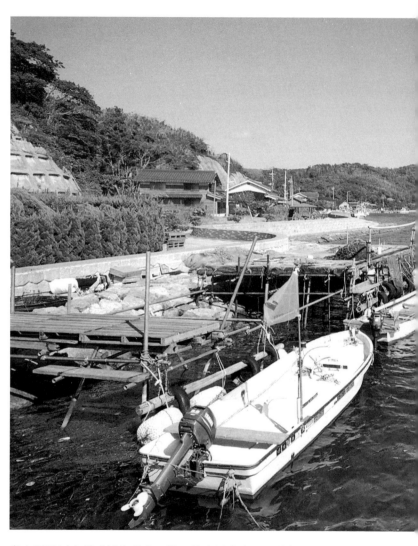

岛上居民以农耕或捕鱼维生，敬天的生活态度，让他们更能平等
看待生与死。

第三章

生活
平凡的平安之家，不平凡的义工团队

一般人好奇"平安之家"是什么？不是一般养老院吗？

其实，这里最大特色是再平凡不过的"日常生活"。

幸龄者和看护者共寝共食，如家人般彼此陪伴，

充满了人情味，

只为用心守护临终者在熟悉环境及家人身边安然离世。

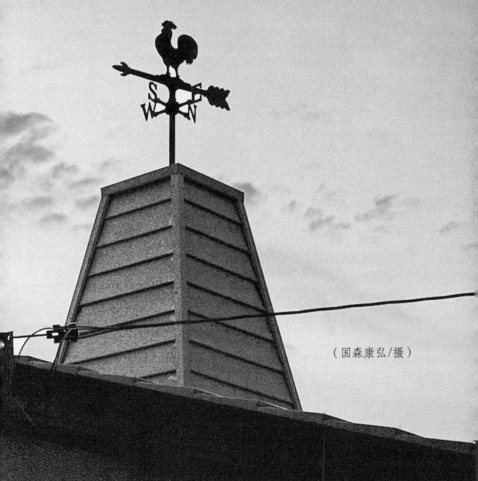

（国森康弘/摄）

回故乡作原来的自己

幸龄者对环境的变化非常敏感，虽然希望能够快速适应，但年纪越大越困难，心理和身体都有障碍的就更难。幸龄者若能住在自己家里是最好的选择。

曾遇过一个个案。在福冈养老院为方便收拾，院方给老人家的饭菜都盛在一个大盘子里。有次我送早餐给一位名叫平林京子（当时七十二岁）的老太太，她看到食物就说："不要用这种盘子给我盛饭，我不是猫，是人，把饭放到饭碗里！"

"对一早起来给您做饭的人，大声嚷嚷不大好意思喔！"我本想哄劝一下，不料却惹得她哭了起来："我是遭报应才会被送来这里，我要回家！"我只好默默轻抚她的背，等她平静下来，再把饭装到碗里递给她。

或许有人觉得"不过是个饭碗"，但不能只为了照护者方便而去改变幸龄者的生活习惯。不管在家、医院、还是老人福利机构，幸龄者的意愿都必须是优先前提。"平安之家"最重视的是人的尊严，为了维护身为人的尊严，无论多微小的事，都要认真倾听，花再多时间跟精力也在所不惜。

例如，若有幸龄者想吃糯米豆馅点心，我们会立刻去买，岛上没有，就去内地采购。当下这一刻，想怎样活、怎么过、怎么享受，对只能卧床的幸龄者来说，是不管如何祈求也不会再有的机会，当然对我们来说也一样。

为了活在无悔的当下，一定要敞开心房倾听幸龄者的声音。

熟悉的乡亲和熟悉的口味

长寿社会中，需承受"白发人送黑发人"痛苦的幸龄者越来越多。看过许多例子后，我不禁感慨所谓"最不孝"应该就是"早逝"吧！

住在"平安之家"的新木奈津女士（当时八十四岁），年轻时失去了丈夫，独自拉拔独生女儿启子长大，结果女儿却先她而去，可以想象她有多痛苦。她每天不停地呼喊女儿的名字，精神和身体都出现了严重问题。

奈津女士有幻觉和幻听，我们既看不到她所见，也听不到她耳中所闻，当然，也无法理解她所说的话，只能陪在她身边，紧握她的手，尽可能点头响应，默默看护。奈津女士住院期间医院开的安眠药和精神安定剂，我们一概不用，无条件地接受她的一切。之后，奈津女士的行为好转了些，幻觉和幻听现象也渐渐减少。

奈津女士入住"平安之家"前，住在松江的医院里。虽然奈津女士是知夫里岛居民，已和我相识，但想到她出院后一样得适应平安之家新生活，所以在她出院前三天，我先去住松江，每天都去见她，想让她对我更熟悉。

出院那天早上，看到奈津女士露出笑脸，我就放心了些，对她说咱们一起回岛上去吧，在此之前几乎没和护士说过话的奈津女士回答："为了回岛上，我很努力呢！"她还很高兴地吃完我带去的布丁，然后又睡着了。

我陪同奈津女士乘渡轮回知夫里岛："您看，那里就是知夫里。"

"是吗？"奈津女士削瘦的肩膀微微颤抖着。

渡轮大门慢慢开启，阳光洒落四周，故乡的海，满眼辉耀。奈津女士望着大海，默默流下了眼泪。从那天起，原本在医院里成天目光呆滞的奈津女士，眼神慢慢焕发光采，找回曾经的自己。

农历三月二十一日的弘法大师日，岛上从一大早开始就热闹滚滚，这天是弘法大师的忌辰，村民在各地祠堂前准备特色菜肴，参拜人潮不断。我和"平安之家"的幸龄者也盼着这天到来。

"想去参加吗？"我向奈津女士提出邀约，但她说："我做不到。"擅长做菜的奈津女士可能误以为我要请她去做菜，解释过后，她同意和我们一起出门。

路上行人看到坐在轮椅上的奈津女士，都高兴地跟她打招呼："婆婆，您终于回来了，太好了！请吃这个！"递到眼前的牡丹饼是奈津女士最喜欢的食物，本来吃东西都得切成小块，这会儿却大口嚼起牡丹饼，还连连称赞"好吃"。

"这样吃，可以吗？"奈津女士不顾旁人的担心，继续大口大口吃。看着熟悉的乡亲，享受着熟悉的口味，这种在岛上理所当然的生活，对奈津女士来说想必是无比欢喜。因而从那天开始，奈津女士就没再问过"平安之家是什么地方"了。

"啊，好想死啊。我什么坏事都没做过啊……。"奈津女士心情很糟，脸色暗沉。我跑过去轻声安慰："可不是吗？您一直很努力对吧！奈津婆婆，您已尽力了，真的！"我握着她的手，不住地点头。

不知过了多久，夜幕低垂，义工们纷纷离开了。

"奈津女士，请打起精神来！等您脚好了，我一定带您去我家！您以前在工作上一点也不输给男人，想起来，您和以前没什么改变啊，只是现在脚站不起来而已，打起精神来喔！"奈津女士总算重新振作起来，开始吃晚饭。

有一天晚上，白天班职员已下班，我在静悄悄的食堂里等待值夜的义工到来，耳边只有屋外的鸟鸣声。突然，奈津女士叫我，我跑过去钻进她的被窝。

"你在呀！太好了！"奈津女士紧紧握住我的手，仿佛再也不放开。

随着夜色渐浓，老人们的孤独感也慢慢增加，死亡不知何时到来的恐怖笼罩着他们的心。此时我能做的，就是陪伴在他们身边、握住他们的手。特蕾莎修女说："只有心甘情愿服侍的手和爱人的心，才能化解孤独。"我愿意这样永远握着奈津女士的手。

不知何时，奈津女士已睡着了。

提供代买服务

我们还为住在"平安之家"附近的幸龄者，提供代买服务。

"有没有要我帮您买的东西？"

"这个，拜托你了！唉，要不顺便进来喝杯茶？"

"等我先去看过婆婆们再来唷！"

在岛上，人们之间的关系是平静而温馨的。采买的地方，位在山的另一头、名为"郡"的地方，那里有几间小商店一字排列。以食品为首的各类商品都得从内地船运过来，煤油、汽油、液化石油气等生活必需品的售价都包含了船运费，所以较昂贵，居民自然更节俭。

购物回程路上，车子行经海边坡道，我看见路边三位小朋友，他们是"平安之家"所在地薄毛区的小学生，每天要走三公里左右的路程去上学。我和往常一样把车子停住，问道："要不要搭便车回去？"

话刚说完，他们已绕到车子后面去了。我的车是轻型汽车，只要多载点东西，前座就只能坐下两个人。他们很清楚，所以立刻就往座椅后面的狭小载货空间里爬，一坐定平日习惯的位置，就开始七嘴八舌说开了，从前一晚的电视节目到今天学校里发生的事，无所不聊。很快车子翻过山岭，他们在各自家门前下了车，并大声向我道谢。只要看到他们，我的心情就格外轻松愉快。

如服侍自己的父母一样

回到"平安之家"，看见义工永野三江女士（当时七十岁）正在缝补我的裤子。看到这个情景，我忍不住要把她当自己的母亲，事实上我们也确实像母女般亲近，刚上岛的新员工常羡慕我们像真正的母女一样。

三江女士在听过我的演讲后，决定来岛上做义工，为"平安之家"奉献一己之力。她出生在富裕家庭，从小在无微不至的呵护中长大，但婚后遭遇种种波折，直到年岁大了，开始为寻找自己的归属而彷徨不安。

就在那时，她遇见我，从而坚定了前来知夫里岛的决心。在"平安之家"开业前后，她三次渡海来到岛上作永久居住的准备。

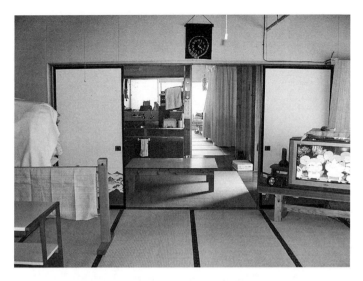

平安之家内部铺设柔软的榻榻米地板，方便幸龄者练习走路。

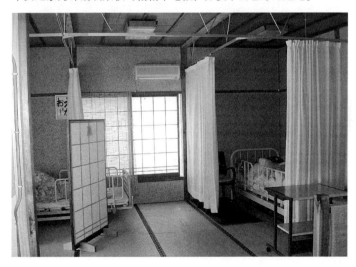

每张床四周只用帘子而非实墙隔开，幸龄者只要轻喊一声，立刻有人过来关照。

"我真的可以搬过来吗？"

"是我们请您来的，我把您看成自己的母亲。"

三江女士长年在城里生活，少与人互动，但在岛上，每个人都很爽朗地和她说话，让她很快适应离岛生活。

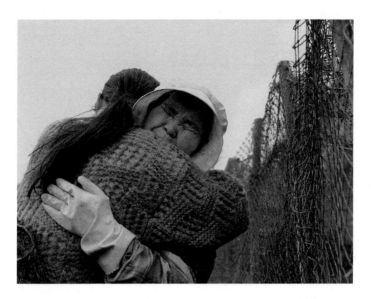

柴田久美子对待小岛上的长者一如自己的亲人。　（国森康弘/摄）

平安之家第一次送终

11月的某个早晨，我在"平安之家"正准备守护一位幸龄者的临终时刻，他叫武田博，当时七十九岁，是"平安之家"第一位入住的幸龄者。因脑梗塞倒下后，博先生不能说话，身体也无法自主。

之前，他住在隔壁的西之岛，由太太照顾。那些日子对博先生来说，每一天肯定都是孤独的，因为他无法向陪伴多年的妻子表达自己的想法。渐渐地，他开始失眠，并陷入对死亡的恐惧，最终以暴力作为发泄痛苦的出口，患腰疾的太太已无法继续照顾他，于是博先生被送来我们这里。

在生命余光中彼此辉映

这天早上，博先生的身体突然不能动，依判断应该是肌肉僵硬，情况急转直下，十分危急。我急忙打电话给岛上唯一的医生——知夫村诊所所长柿木伸之医生（当时四十三岁）。

在岛上和家人一起生活的柿木医生，出生在岛根县三刀屋町。他是岛上不可或缺的人物，他常说："居民的家就是病房，整个岛屿都是医院。"从我筹备建立"平安之家"开始，他就多方提供支持，是我在岛上最可靠的朋友。他完全理解我的志向，在我困惑时，每每给我中肯的建议。他对"平安之家"的幸龄者提供二十四小时出诊服务，让我放心不少。

给博先生做过检查后，柿木医生问："要转送内地医院，还是待在'平安之家'接受看护？"

屋外，季风刮得天昏地暗，隐岐郡各岛间往返的渡轮早已停航。虽然博先生的家离知夫里岛仅二十分钟航程，但他的家人此刻也无法赶过来，最快只能坐隔天一大早的渡轮。我打电话和武田太太商量，突如其来的情况让她惶恐不安，她必须在医院和"平安之家"间做出选择，这是一个重大决定。

终于，武田太太冷静下来，下定决心说："为了他好，请让他在'平安之家'待到最后吧！"

之后，时不时还是会出现紧急情况，家属多次赶来探望。病况虽曾好转，但最终并未恢复。一天晚上，一直照顾博先生的职员细野道宽先生（当时二十四岁）说："临终前就是这样寂寞吗？"

那是一种无法形容的孤寂感，要排除这种孤寂，除了真心诚意地照顾好博先生，别无他法，这在"平安之家"是人所共知的。我想起特蕾莎修女的话："人在生命最后余光中彼此辉映"。

无法言语的博先生让我们懂得"寂寞的宝贵"。他的生命一分一秒倒数，死亡在出生当下，就已经预定。眼前的博先生，七十九岁的人生正准备谢幕。

临终时的"生命接力棒"

某天午后，博先生滴水不进，眼神空洞，不再响应呼唤。在柿木医生确定病危状态后，我立即连络武田太太。

"我想去和大家一起陪着他离开，可以吗？"武田太太问。

"如果家人需要，我们会照顾您的丈夫直至最后一刻！"

也许听见了我们的对话，比博先生晚些来到平安之家、当时九十二岁的大木春女士嘟囔地说："把我的电暖脚器放到博先生的棉被里去""把我的羊羹也给他……。"

黄昏时，博先生的家人赶到了，此时屋外已积了一层厚厚的雪，平安之家也渐渐地被暮色的寂静包围。春女士说"我去向四国的弘法大师祈祷"，随后便开始念起了《心经》，仿佛她已预知时候到了。

武田太太温柔地抚摸博先生的头说："要不是我腰痛，真想带你回家。"一位妻子长年与丈夫同甘共苦的深情流露无遗。我们的看护人员也坐在博先生床边，紧握他的手不停轻轻呼唤他，同时回想着和博先生一起度过的快乐时光。

我们常推着轮椅上的博先生去散步，他最喜欢一边看海，一边喝茶或吃着最爱的草仔粿。想到此不禁忆起博先生在海岸边看着架桥作业时的认真表情，他一定联想到了年轻时挥汗工作的自己吧？那时如果说咱们回去吧，他会摇头拒绝，继续呆呆地盯着，一看就是一两个钟头。

我紧握博先生的手，脑海里浮现他过去的种种。虽然他偶尔露出痛苦的神情，但随着身体痛苦慢慢消失，神情渐显安详，脸上浮现平静的笑容。最后，他深深吸了

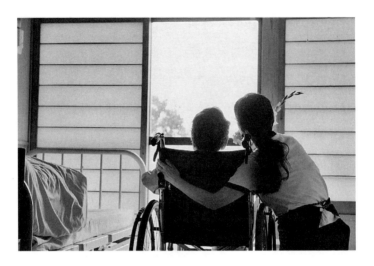

陪伴每一位临终者度过生命的最后时光，　　　　　（国森康弘/摄）
在告别生命的同时，体会生命的喜悦。

口气，安然逝去。

临终时的寂静充满平安之家，我们接过了博先生的"生命接力棒"，在深沉悲哀中体会生命的喜悦，获取活下去的能量，它是引导我们活出幸福的珍贵宝物。

"谢谢你们！"武田太太深深鞠躬。我们抱着博先生的身体，作最后的道别。当晚，遗体被送上船，连夜运回他的出生地西之岛。

那是漫长的一日，我对着翻起白浪消失在黑暗中的渡轮双手合十，久久不动。地上的积雪比平日更美更亮，原本冷冽的北风，此刻也变得舒爽、怡人。

平安之家首次完成重大使命的喜悦在心里升腾。"博先生，真的要谢谢您！"我由衷感激。

老人是家里的光明

自创立平安之家以来，对于幸龄者，我从没有"我在照顾他们"或"我在看护他们"的想法。我觉得自己就是同住一个屋檐下，和大家一起活到老的家人之一，是陪伴幸龄者走完人生旅程的伙伴。

我也会有老到身体不能自由活动的那一天，虽然现在我还能精力充沛地在看护幸龄者，但终有一天我也会像他们一样成为需要被看护的人。不管时代如何变化，命运注定我们要互相照顾活下去。我不觉得我为他们做了什么特别的事，只不过在做现在自己力所能及的事而已。如果我们能彼此心存感激地度过每一天，那将是我极大的幸福。

练习走路，找回吃饭的乐趣

八十五岁的吉本静香女士坐渡轮回岛上那天，天气很差，儿子背着她坐上我的车。为了摘除变大的良性肿瘤，她去内地就医，手术顺利结束后，再次回来和我们一起生活。回到平安之家后，静香女士松了一口气。

"我哪里都不去了，我要一直住在这里！"像是说给自己听，静香女士嘟囔着。也许是眷恋知夫里岛亲切的海水味，住在习惯的地方总让人心情踏实。

静香女士曾经住过多间医院和养老院，好不容易记住厕所的位置，一换地方就得重新适应；即使在同一家医院或养老院，每天接触的工作人员也不尽相同，难怪患有失智症的静香女士会感到混乱。每次被送到新地方，生活环境跟着改变，没一天安稳。静香女士第一次来到平安之家时也是一脸不安，一天要问好几次："这里好吗？"

因为去内地手术，不得不离开平安之家时，我很担心她又会感到不安。当她再回来时，我高兴得不得了，听她说哪里都不去了，就要待在这里，我想她总算找到安居之所了。

在医院连走路都有困难的静香女士，现在只要我牵着她的手，就能慢慢地走。每次要下床都会问："拖鞋呢？"我总是回答："婆婆，这是榻榻米，您看，我也是光着脚。没关系，没关系的！"

没多久静香女士就能自己行走了，在榻榻米上练习走路似乎对她很有鼓励作用。

静香女士插着鼻胃管，打从住院起就没食欲。午餐时间，她说："有这个在，我没法吃东西！"便把管子拔掉了。也许因为住院两个月几乎没吃东西，当我们拿出她喜欢吃的东西，她也显得毫无兴趣。于是，如何让静香女士找回吃饭的乐趣，成了我们的目标。

首先，三餐之外要增加点心，当然要看她能吃下多少，逐步调整分量。

"晚饭后给她吃点心如何？""婆婆家好像有橘子树，她或许会喜欢吃橘子？"工作人员们一起想办法给静香女士设计菜单，但她的食欲始终没恢复。

某日午餐时间，静香女士依旧只吃了几口，就固执地说"不吃了"，对此我很担心："婆婆，拜托再吃点吧，不吃饭，身体会搞坏的，如果又要回医院怎么办？听话，再吃点，拜托了！"说着说着，我的泪水不由自主地流下来。目不转睛看着我的静香女士这才说："因为是你我才吃，我知道啦，你不要再哭了！"说罢，她再次拿起汤匙。

平安之家的用餐时间约四十分钟，为配合幸龄者的节奏，有时还花一小时以上。每位幸龄者身边都有一位看护陪伴，有时幸龄者还会和看护聊到忘了吃饭，这是只有在平安之家才能看到的温馨场景。有些幸龄者说着说着就打起了瞌睡，小睡一会儿再继续吃，也是常有的事。

不只用餐，其他方面我们也尽力配合幸龄者的步调。针对不同的幸龄者有不同的应对之法，因此新进的工作人员会感到比较辛苦一些。但作为家族的一员，天衣无缝的配合对我们来说非常重要，那是一种不用言语也能互相理解的默契，我认为这就是家人关系。

不勉强老人家做不想做的事

"很辛苦吧？天天都要洗衣服！"

"是啊，谢谢！"

在岛上，不管和谁见面都会互相打招呼，要是换成从前的城市生活，我大概会很不习惯，但现在就算因演讲活动回到内地，我也养成了与人打招呼的习惯，不管对谁都能轻松地寒暄一番，有时甚至会蹲在路边和猫狗说话，差点错过约会时间。

在岛上，只要出了门，就很难预估回平安之家的时间，因为常在路上和人聊得忘了时间。对我来说，这种交流不只是单纯的沟通，更是学习岛上生活方式的机会，所有人都是引导我走向幸福的重要导师。

晾好衣物后，我去厨房准备午饭。这时，看见一只北风吹来的小瓢虫正停在静香女士的小碗里。

"冷吧？好可爱啊！"

"一定是来看静香婆婆的吧！"

看着在小碗里玩耍的瓢虫，静香女士笑了。她今天心情似乎很好，把午饭吃光光。大家的努力有了结果，静香女士不但恢复了食欲，甚至超出预期。

"有没有什么吃的？"刚用完餐的静香女士又在床上环视四周。

"又开始了，该怎样转移她的注意力呢？"大家面面相觑。

"有没有吃的东西"是罹患失智症的静香女士每天要重复问上许多遍的问题，让工作人员十分头疼。她连五分钟前发生的事都不记得了，所以诸如"不是刚刚才吃过吗？"这种制式回答对她没用。首先要做的是，把她的注意力从食物上引开，这也是工作人员大显身手的时候。

我们打算透过看电视来转移她的注意力。打开电视，正好新闻在播一个年轻人被警察抓走的画面。静香女士看着新闻，突然气呼呼地说："老人是家里的光明啊！现在不管哪个家庭都赶老人走，没了家里的光明，年轻人就毫不在乎地做坏事。从前都说老人是家里的光明，老人很受尊重的！"

不愧是幸龄者，言语意味深长。我就像被人生的老前辈教导的年轻人，听得入神，不断地"嗯嗯"点头。一时疏忽，我忘了静香女士最喜欢的豆沙包还放在小矮桌上，静香女士也发现了这个目标，便拿起包子掰成两半，一半递给我说："你也一起吃吧！"而我仍失神沉浸在"老人是家里的光明"的人生教导中。

这样不行，注意力必须集中！带着反省之心，我开始进行每天二十分钟的朗读，记得似曾听说"朗读可促进大脑活化"。不只对我，说不定对静香女士也有帮助？想到这里，我邀请静香女士一起朗读。

见我们每天坚持朗读，其他工作人员开玩笑地说："婆婆好辛苦啊！被迫陪着健忘严重的柴田女士做预防失智训练。"静香女士听了还俏皮地回一句："就是说嘛，真讨厌！"

尽量不勉强老人家做不想做的事，这是"平安之家"的原则，因此，我中止了朗读活动，但还是努力想方设法，希望能再一次和静香女士一起读书。

另一天早上，义工们围在电暖炉前，正聊得起劲。

"今天有暴风雨哟！"

"这种天气真不想出门！"

"婆婆，吃早饭吧？"早上九点多，我为唯一喜欢晚起的静香女士准备早餐。菜色不是静香女士喜欢的什锦拌饭，而是什锦拌粥，甜点是新鲜苹果馅的烤饼和橘子。

"真好吃！"

"还有喔，要吃可以再添！"

"嗯！真好吃！"

静香女士满面笑容，让我感到非常欣慰。

"你也吃呀！"

"我还要去演讲。和婆婆在一起我就高兴了！"听我这样说，静香女士又笑得如花绽放。

八方义工的一片真心

正值野萝卜花在山径两侧盛开的五月天，平安之家全体成员刚赏完樱花，又要去赤秃山看野萝卜花了。

带上饭团、茶和塑料布，工作人员们一起协助幸龄者坐上车，朝赤秃山出发。山坡上花团锦簇，像铺了一层花毯。整山只有我们，放牧中的牛群盯着我们看。

大家一边吃饭团，一边愉快地聊天，气氛十分热烈。义工横山由美子女士忽然唱起歌来，唱的是盂兰盆节歌，还有民谣……，一唱就停不下来。歌声响彻云霄，大家都听得入迷，纷纷用手打起拍子。

在这里爱比证照更重要

平安之家接受精神障碍者担任有补贴的义工，横山女士就是其中之一。之前，她在邻岛的社福机构工作，那

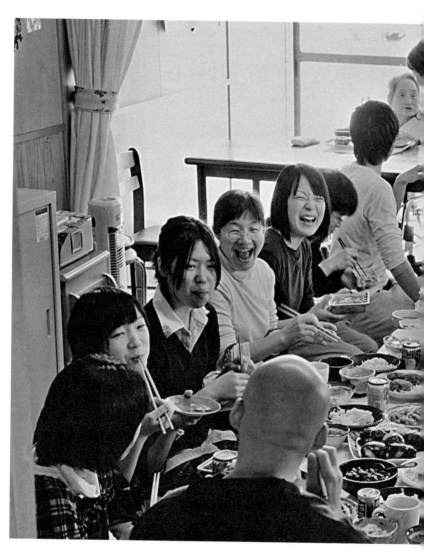

平安之家最大的特色，就是有来自各地的义工与员工，和幸龄者共寝共食，彼此像"家人"般互相照顾，相信人生最后时刻更要享受日常天伦。

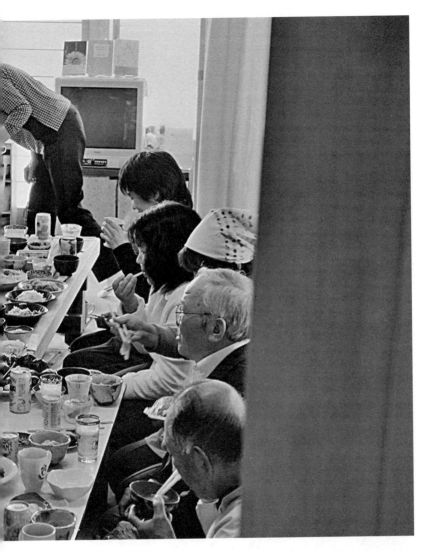

（国森康弘／摄）

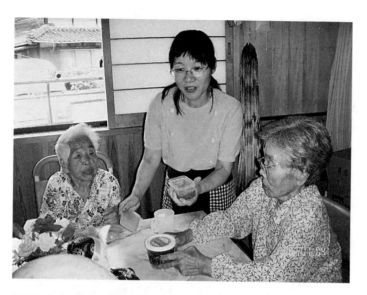

平安之家会主动为幸龄者设计个别菜单，增加他们的用餐乐趣。

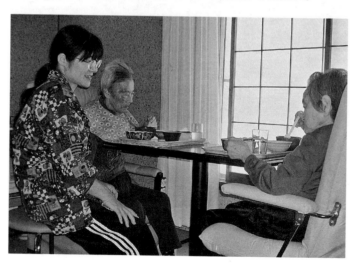

配合幸龄者的用餐节奏，有时边吃边打瞌睡，小睡片刻后再继续吃，是常有的事。

里提供身心障碍者生活及职业训练，并协助就业自立。

平安之家义工最重要的条件是人品好。我们的义工共十二人，其中有人曾当过护士。负责带领义工的，是拥有护士证的正式员工松山美由纪女士。

和松山女士的相遇实在有趣，那时我还在福冈的养老院上班。在面试员工时，我一下子被松山女士吸引住了。"我想学习生死学"————她的话让我很震撼，心想也许有一天能与她共事。创办平安之家后，我立刻联系松山女士，她非常爽快地答应来当我的助手。也许因为她深刻理解我的志向又全力以赴，外界常误以为我们是姐妹。聪明的她完美地扮演了妹妹的角色，对此我感激不尽。

要让平安之家成为一天二十四小时、一年三百六十五天都能感受到人情温暖的家，义工的力量不可或缺。

有天，夜班义工广泽照子女士（当时五十二岁）说她什么合格证书都没有，我对她说："没关系，这里不需任何资格证书，我们需要的是爱。"

虽说如此，我们还是能领取一天两小时半的看护保险报酬。为失能的高龄者换尿布，便能从他们那里拿到酬劳，现代社会的运作逻辑令我感到不解。如果帮助有困难的人是为了报酬，精神未免太贫瘠了吧？

一开始对看护幸龄者还有些犹豫的广泽女士，现在与其说是义工，更像是平安之家大家庭的一员，总是尽心尽力地奉献。她希望自己未来也能入住平安之家。她说："我妈如果老到不能动了，我就送她来这里，自己照顾。等我自己老了不能动了，也要来这里，拜托了。"她母亲当时已年逾八十。

"我让父母操心一辈子，想照顾他们直到最后，所以才回到岛上。人一定要善待父母啊！"每年都有许多岛外的年轻人来当义工，感受幸龄者的慈祥和岛民丰富的精神世界，并发现全新的自己，然后再展翅而回。

"扫除学习会"的支持与启示

平安之家使用的是茅厕，每月都要请人清理。岛上不像都市有专业挑粪工，帮我们挑粪的是位兼职木匠，就算通知了，他也不能立刻赶来。平安之家的挑粪时间固定在每月第一和第三个周日，如果不小心忘记预约，就得自己挑粪。

终于，这个让人害怕的日子还是到来了。"谁来挑？

还是柴田女士吧！"平安之家的工作人员们自顾自地说起来，眼神纷纷看向我，我无处可逃。快八十岁的义工浅野良子女士看不下去，跳出来说："我来挑吧，随时都行！"

她果然很熟练。据说从前人人大都挑过。最近，那位帮我们挑粪的木匠，他太太也来"平安之家"当义工，这样一来，我们就不会再忘记预约挑粪，总算放了心。但我觉得挑粪也是打扫厕所的重要一环，曾挑战多次。无论什么事，只要用心去做，都能学到很多东西。

透过扫厕所磨练心性——"黄帽"公司创始人键山秀三郎先生发起的"日本美化协会"，正在全国各地推广独特的集体学习营队——"扫除学习会"。键山先生也是平安之家的支持者，他真心赞同我的志向，在"扫除学习会"帮我安排很多场演讲；不仅如此，当他听说知夫里岛没有书店，多次寄给我好几箱书，那些书现在都还收在岛上的公民馆和中小学校里，成为青少年教育的重要助力。我和键山先生的互动已持续十年以上了。

每次受邀去全国各地的"扫除学习会"演讲，我都会讲关于知夫里岛的生活及幸龄者的看护经验。参加者从企业人士到携带家眷的上班族应有尽有。大家共同心愿就是磨练心性，所以都听得很认真，对此我十分欣慰。

演讲结束后，照例进行扫除活动，参加者全员到当地的中小学打扫厕所。我也拿着抹布，默默地擦洗便器近两小时，一个地方反复擦五十次，擦得便器越来越亮。

"你瞧，变得这么干净！"

"真的，看起来好舒服啊！"

每个人都会不由自主地这样说，那种充实感实在不可思议。看护工作也一样，正是因为有幸龄者所给予的充实，我才得以立足世界。

帮幸龄者换尿布时，无论是尿或屎，一看到排泄物很多，我就高兴，如果没有排泄物，我就非常担心。我会一边判断他们当天的身体状况，一边帮他们轻轻擦干，用温水清洗，最后再换上新的尿布。

当手触摸到老人们柔软的肌肤时，仿佛自己的心也被洗涤过，变得清爽，真是不可思议，也许这是神佛赐予我们这些从事看护工作者的奖励吧！

少女小唯的转变

坐上渡轮，风暴来了，我借了条毛毯，裹在二等舱宽广的大厅里小睡片刻。

两小时后，渡轮到达境港，才搭上开往松江的巴士没多久，手机就响了，是为了实现舞蹈梦想而离开平安之家的松元唯（当时十七岁）打来的："我想回岛上……。"

去年三月底，她第一次来知夫里岛，当时因高中入学考试失利而沮丧，为"寻找自我"，来到母亲工作的平安之家。

她主动帮忙做饭，跟着擅长料理的义工学习，和刚捕获的活鱼搏斗。在城市长大的她，看到活鱼在砧板上活蹦乱跳，一开始不知所措，期间也因挫折多次流下眼泪，我在心里悄悄为她加油。

平安之家禁用吸尘器，要用扫帚轻轻地扫地，以免房间扬起灰尘，更不能惊扰到卧床的幸龄者。工作人员都要练习静心，时时留意幸龄者的感受。小唯一开始不会用扫帚，后来渐渐掌握诀窍，连打扫的表情都变得专注且柔和，让人有些不敢相信自己的眼睛。

在平安之家生活了八个月左右，小唯完全成了大家庭的一员。我被她专心一意的精神打动，为她写了义工奖推荐文。

这个奖在日本、美国、韩国、中国台湾等地都有举办，是为了奖励青少年参与义工活动。在日本，每年会从超过三千件申请文件中选出一百名，颁发补助金。小唯成功获奖，并把活动补助金捐给了平安之家。

为追求梦想，她回福冈学习舞蹈。"小唯从即将步下人生舞台的幸龄者身上，充分学到做人的和善与优雅，她一定能成为一名打动观众的优秀舞台演员。"我这样想。

一年后，十七岁的她挺直身子，再次出现在我面前。

她深深一鞠躬后说："我终于取得居家看护二级资格了，"平安之家"是我的第二故乡，为了找回在都市生活中就快迷失的自己，我又回来了，请多关照！"

福冈生活仿佛一连串的考验，为追求梦想而离岛，却又因人际关系而陷入烦恼孤独。精神压力促使她再度审视自己的生活方式，从而投身看护世界中。

"每次发生问题只会指责对方而不去解决，这只会让问题更复杂，最终给自己带来危机。当我明白这个道理，只想再回到岛上，重新审视自己，进一步磨砺自己的心性，让自己成长得更像一个健全的人。我曾以为不会遇上那么辛苦的生活……。现在我什么困惑都没了。"

这番话超越了一个十七岁少女的勇敢与果断。我告诉她："小唯，你拿到"幸福护照"了，我们会一直在你身边支持你！任何时候都欢迎回平安之家！"

知夫里岛上没便利超商也没快餐店，更别说什么便当店、面包店、服饰店和鞋店了，只有几家食品小铺而已。由于人口老化，年轻人喜欢的冰淇淋，这里也只夏天才卖，蛋糕则是冬季限定。但在这个和都市生活完全两样的岛上，小唯看到了希望，所以她回来了。

在平安之家的八个月时间里，她尽心尽力照顾幸龄者，所以才拿到"幸福护照"。对于她有能力战胜人生风浪的坚强，我由衷喝彩。今后，她将进一步感受等待和忍耐的可贵，并体认无论如何祈求也无法立刻满足欲求的现实。

现在，十七岁少女为自己选择了充满不便的离岛生活。似乎从幸龄者身上，她明白了"人生意义就在烦恼之中"的道理。

每每想到这孩子又成长了，我就激动不已。

视障者川口立志作"心灵疗愈者"

初春时节，透过青年服务协会引介，一位来自枥木县的男子加入平安之家团队，他是新员工川口安夫（当时三十五岁）。我至今记得第一次跟他通电话的情景。

"我的眼睛完全看不见，但我觉得应该有我能做的事。能不能让我在平安之家工作？"

我毫不犹豫地回答："请一定要来，只需带"勇气"来就可以了。"

他说自己是在二十六岁那年丧失视力，一直痛苦彷徨，直到遇见一位温柔的护士，才感受到生命的希望。后来进入专科学校并取得按摩师资格证，在饭店谋得一份专职按摩师的工作，但总觉得还有些缺憾。无意间发现，上门按摩的人多数不只肉体疲劳，心也很累，而按摩无法消除心累，所以他希望自己能够从事为心灵"疗伤"的工作。

好不容易找到平安之家的工作，一见面他就说："希望自己成为身障者的希望之光。"

为了推动建立一个让身障者活得有尊严的社会，他到岛上后持续用点字机打字。据说视障者中会点字的不到百分之十，他坚持用点字机打出自己想说的话，以此证明身障者虽不如一般人方便，但也能做很多事。

他刚来平安之家时，负责坐在奈津女士身边，喂她吃饭。只要有川口先生在身边，奈津女士就很安心。一次就在他喂奈津女士吃饱饭后，从座位起身时，平时放在别处的大屏风挡在他的面前。"危险！"奈津女士立刻大喊出声。我其实并没有将川口先生全盲的事告诉入住的幸龄者们。

"谢谢您，奈津女士。原来您早知道川口先生看不见啊！"

"这没什么。"奈津女士对有点吃惊的我说。

实际上她早发现川口的视障，只是没说出口，怕他在意。当时在场的每个人都被奈津女士的体贴所感动，最感动的当然是川口先生。

由此更可见，切莫以为幸龄者不知不觉，真心相待是很重要的。

奈津女士只要感受不到身边有人走动，就会大声叫："有人在吗？"

这时川口先生就会回答："什么事？"

"没事，老人家怕寂寞，身边有人就行啦！"奈津女士显得很开心。

这样的对话每天都在"平安之家"上演，也令我深感慰藉。对奈津女士来说，川口不可或缺；反过来，川口先生也同样需要奈津女士。

"和颜悦色施"是宝贵的无财布施之一

有一次患失智症的辻本昭二先生（当时八十一岁）在床上大便，连手上也沾满了大便。原来他把藤田幸子女士的床当厕所了。

"我们先去洗洗手吧！"我把昭二先生带到洗手间。

"用肥皂……"虽然不大清楚，但我听起来昭二先生是这样说的。他似乎以为手上沾到的大便是肥皂，除了这次之外，我从没听过他说话，在那之后也是。

好不容易把他的手冲洗干净，然后牵着他进到宽大的浴室，用莲蓬头为他冲澡。通常这种时候，多数幸龄者会生气地说："这么冷，你要干什么？"但昭二先生却很高兴，笑容满面。

我用毛巾把昭二先生裹起来，然后情不自禁地紧紧抱住了他。昭二先生的友善解放了我的心，他的笑容则轻柔地拥抱了我的心。有句话说：失智是上天赐给人类的最后礼物。昭二先生似乎已忘了如何说话，只剩下快乐的微笑。笑容不也是上帝的礼物吗？虽然无法用言语沟通，但笑容让心得到疗愈和救赎。

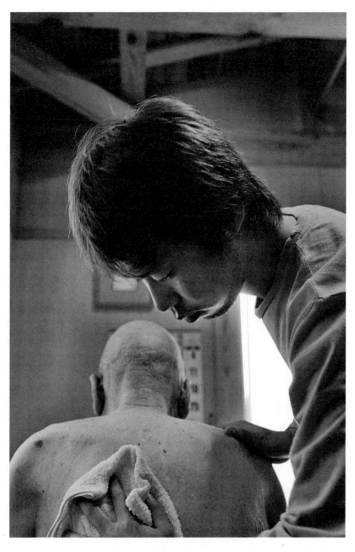

繁琐辛苦的看护工作，看似为长者付出，其实　　　（国森康弘/摄）
也是看护工作者磨砺心性的机会。

和昭二先生相识过程中，我偶然接触到佛教说的"无财七施"。"无财"也写作"无财产"，意思是即使人没钱，也有七件好事可做。其中之一正是"和颜悦色施"，也就是面带温柔、以亲切的笑容和他人相处，这是没财产的我也可以做到的布施。

我曾担任过日本一间麦当劳的店长，致力推动"微笑0元"（编按：日本麦当劳菜单上提供"加点微笑"这个选项，点餐时向店员要求加点，就可以获得店员的笑容）的员工微笑服务教育，每年花费上千万日元在门市倡导"微笑0元"，获得了巨大效益。但当时只为追求眼前利益，而在脸上堆出笑容的我，根本不知道什么是真正的笑容，直到看到幸龄者脸上的笑容，我才真切感受到，这是上帝所赐之物，可引导人们走进幸福之门。

我把幸子女士的床清理干净，但开着暖气的房间里还是充满了屎尿的骚臭。窗户一打开，寒风又灌进来。我把床单全拆下来，又把床垫拿到外头晒，紧接着清理地板。过程中，幸子女士一直坐在轮椅上看着我。

"对不起，让您受冻了！昭二先生不是故意的，请原谅他！"看着不断道歉的我，幸子女士笑着说："你们也很辛苦啊，我要努力不像他那样给你们添麻烦！"

如果有人在我晚上睡觉的床上拉屎，我能像她那样宽宏大量吗？我没有这个自信。如果不透过看护工作进一步磨砺心性，而只停留在打点幸龄者日常生活上，不可能拥有昭二先生那样的笑容，也无法怀有幸子女士那样开阔的心胸。

特蕾莎修女在《特蕾莎修女的爱与祈祷语录》（PHP研究所出版）一书中有这样一段话："如果我们的工作只是擦洗病人的身体，喂他们吃饭、吃药，我们的康复中心应早关门了吧。康复中心最重要的任务是提供每个人接近彼此灵魂的机会。"

我差点丢失最重要的东西。现在，平安之家每天都提供我磨砺心性的机会，我热切希望自己成为接近幸龄者灵魂之人。

送到鹿儿岛的感恩千纸鹤

食堂桌上摆着午餐菜肴，有可直接当配菜食用的味噌、酱煮鱼、蝾螺饭以及腌神叶（海藻腌制品），全是本地特色料理。其中在海藻中加入萝卜干、胡萝卜和山椒的"腌神叶"是岛上最具代表性的腌菜，也是"平安之家"工作人员的最爱。"神叶"是二月份开始收成的一种海藻，有其他藻类没有的爽脆口感。

工作人员和义工八人围坐一张桌上吃饭，这对我来说是无比幸福的时刻。其中有位女士是来参观学习的，住在都市的她鲜有机会跟这么多人吃饭。她高兴地说："我都是一个人用餐，从来没有像这样和许多人一起围着餐桌吃饭。吃饭就得大家一块儿吃才好吃，我真羡慕各位呀！"

餐后，我和义工们一起折千纸鹤（编按：由一千只纸鹤的折纸串连而成，据传广岛核爆后一位幸存少女多年后得病，于病榻中用白色药包纸折纸鹤祈福，后来仍不幸过世，纸鹤遂成了和平的象征，也代表祝福身体健康之意），彩纸是资助者捐赠的，因为不是专门用来折纸的，所以颜色和形状都不太一致，尽管如此，大家还是折得很用心，因为我们要把这些纸鹤送给鹿儿岛县的志风忠义先生（当时六十五岁）。

志风先生罹患难以医治的肌肉萎缩症，卧病在床，在医院度过了三十年。为支持我们的活动，他号召朋友们共同出力，捐赠我们一部轮椅。这对当时买不起轮椅的我们来说，是一大喜事。我们想表达感谢之意。讨论后，大家决定折千纸鹤。我们把休息时间都拿来折，一只一只小心地折，把心里的祈福都倾注到彩纸上了。

看着好不容易折完的千纸鹤，我为难了，因为我想亲手交给志风先生，但怎么送去鹿儿岛呢？我外出期间，平安之家的事务必须委托其他看护人员代理，还有交通费的问题。见我愁容满面，看护松山女士说："请亲手交给他吧，这样表达真心不正是我们的信念吗？"

受到她的鼓舞，我启程前往内地。碰巧姐姐从九州岛宫崎回出云老家，正准备返回，我便搭她的便车，从出云到宫崎开了约十一个小时的车，然后再从宫崎搭乘三个小时的国道客运。抵达鹿儿岛时，已经过了晚上会面时间。我在车站前便宜的商务旅馆住了一晚，第二天早上就急忙赶去志风先生所在的医院。

志风先生坐在电动轮椅上，满脸温和的笑容。肌肉萎缩症是由于肌肉萎缩而导致渐失行动能力的一种疾病，据说他每晚都要按铃十次以上，呼叫护士来帮忙翻身，这样的生活持续了三十年。

"希望我不被肉体的痛苦压垮，保持优雅与和善，微笑着活下去！"爽朗、坚毅的志风先生让我深受感动。我只能停留大约一个小时左右，因为第二天我必须搭渡轮

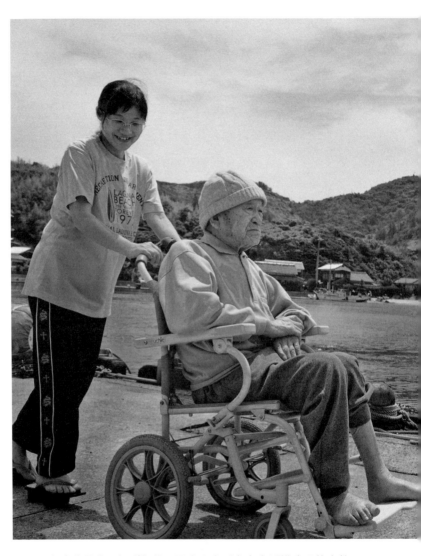

不同于制式化的老人福利机构，平安之家以家庭生活模式照护幸龄者，意外成为社会焦点。（柴田久美子陪长者看海晒太阳）

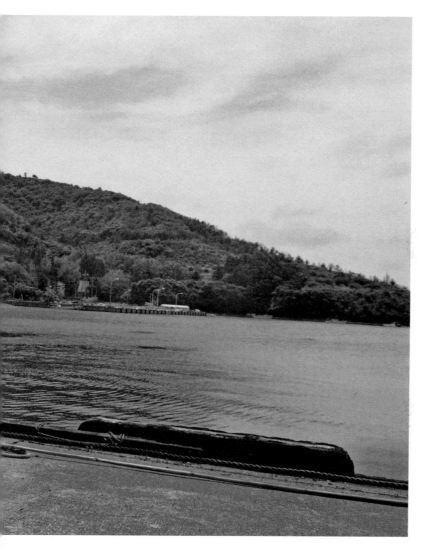

（国森康弘／摄）

回岛。虽然时间短暂，但志风先生已完全接受到"平安之家"众人的真心，我打心里肯定这趟鹿儿岛之行。

据说我们送的千纸鹤至今仍鼓励着志风先生，每回想起当时情景，我就会提起更大的勇气。

祈祷者与被祈祷者都会因祈祷而受到心灵疗愈，所以我希望自己无论面对多微小的事都能时时祈祷。

不可思议的善缘义行

　　无特殊看护设备，只如一般民宅的平安之家，默默地登上了报纸、杂志和广播，被媒体大肆报导。现在，不论城市或乡村，要建立拥有最新医疗设备的漂亮老人福利机构一点都不难，但平安之家最大的特色，就是拥有每个家庭都能见到的场景——日常天伦。

　　我们和幸龄者共寝共食，每天陪他们或哭或笑。在"家人"照顾下，幸龄者在生活中老去，安静迎接人生的最后时刻。"平安之家"很快拥有全国知名度。

　　参访者络绎不绝，有时还会接到意想不到的电话，如"盛和塾"。

盛和塾公司社长参访团带来鼓励

当盛和塾向我们提出参观申请时，我简直不敢相信自己的耳朵。盛和塾是京瓷创始人稻盛和夫先生为培养年轻经营者而设立的经营教育机构，全国各地都有分支，塾生都是活跃在竞争市场第一线的公司社长，他们主动要求来访（共三十人），让我非常惊讶。

说起来，我也曾是一名在快餐业界与对手竞争、冲锋陷阵的战士，在日本麦当劳藤田田社长旗下，为改变日本饮食文化而拼命工作。但我终究无法适应一味追求效率和竞争的商业社会，于是毅然抛弃了地位、名誉和财产，进入看护行业，希望找回有人情味的生活方式。

也许因为这个缘故，我一开始以为盛和塾的人一定很难亲近，但实际上我完全错了。

稻盛先生开设盛和塾的目的，正为提醒企业经营者不要只追求眼前利益，不要自私自利。稻盛先生相信，为社会、他人奉献力量才是做人的最高尚行为。在他的指导下，塾生们学习人的活法（人生哲学）和作为经营者的正确心态（经营哲学），并努力实践。

接到电话后几天，盛和塾一行人来到岛上。他们想透过音乐和岛上居民深入交流，所以带来了中国歌手李广宏先生。我们借钢琴在小学礼堂举行了一场音乐会，有一百多人参加。李先生用心演绎许多日语歌曲，如《妈妈的歌》《故乡》……等，让我们非常感动。

终于来到参访"平安之家"的行程了。或许"平安之家"朴实无华的老旧建筑让这些社长感到新鲜，他们在听我解说时显得轻松愉快。当晚联欢会上，FELISSIMO董事长矢崎胜彦先生说了一番鼓励的话："今天，李先生的歌唤醒了我们的良知；而柴田女士让我们懂得疼惜父母。良知和父母都是珍宝，这就是我们今天所学到的东西。"

我非常高兴，认真听我解说的塾生们的态度令人感动。其中有人问我，在大城市里是否无法做到像平安之家这样的看护方式？在演讲会上，也常有人问这个问题。

"不是这样的！只要立志去做，没有做不成的事。我一心希望能在全国各地设立平安之家，如果在每个小学学区都建上一所，幸龄者的生活就会大大改善。每个人都应该平等享有这样的自由，那就是——能待在熟悉的环境及家人身边临终。"

很多幸龄者希望在家中过世，但大部分无法如愿，这是我们必须严肃面对的现实，不能将这样的遗憾再留给后代。现今普遍强调生命尊严，却放任现实这样下去，未免太让人寒心。

静冈建筑师的三十张设计图

随着夏天临近，知夫里岛来了很多钓客，从渡轮下来的人个个肩背钓竿渔具包，手上提着冷藏箱。钓客群里，有一位铃木敬雄先生（当时五十六岁），这是他第三次来岛上。

他是一级建筑师，在静冈县开了一家建筑设计事务所。他第一次上岛，是因为听我的演讲，赞同我的观点，所以特别前来平安之家参观。那次，我向他提到平安之家空间过于狭小的问题。平安之家九坪（十八张榻榻米大小）的大厅空间只能接待三位幸龄者，连义工休息的地方都没有。隔壁间的餐厅则挤满了糊信封、用点字机打字及做饭的工作人员。

"请允许我帮您一个忙！"铃木先生一句话，我自创设平安之家以来一直挂念着的扩建计划就此启动。

站在码头上的铃木先生，手里握的不是钓竿，而是三十张设计图。我预感设计图里一定有很多巧妙创意，但资金远远不足，扩建计划的捐款申请也受挫停顿了。但他带着设计图千里迢迢而来，我不忍告诉他，为此我充满歉疚，毕竟要确保资金到位不是件容易的事，我有些动摇了。

就在我焦头烂额时，平安之家资助者小林正树先生打电话给我。他在静冈经营公司，同时创立了一个名叫"生命交响乐"的学习会，担任会长。我在平成十一年（一九九九年）认识他，那次他在名古屋举办学习会，邀请我去演讲，之后，他开始在全国各地帮我举办演讲会。

二十二封手写感谢信

电话里，小林先生提议用演讲会的收入来补足资金。这样说不定就能筹到足够的资金，不，我相信一定能筹齐扩建经费。但这样增加了小林先生的负担，因为他是利用工作空档无偿帮我筹划。一场演讲从策划到举办，一定付出很多辛劳，但他从不喊累，和我一起全国东奔西走。在他鼎力支持下，平安之家扩建计划终于顺利完成。

我现在活在许多善意的支持之中，有每周送来二十份自制乌冬面的京都药师庵、提供幸龄者尿布的大阪CREAT会社，还有透过平安之家转介，捐书给知夫里岛的黄帽公司等。平安之家在无数好心人支持下得以运作，和他们比起来，我所做的实在微不足道。

我一边回忆每位援助者的面貌，一边合掌感恩，我想哪怕只能做到他们的千分之一或万分之一也好。我在心里发誓，一定要把平安之家经营得更好，以报答他们的恩情。

终于要举办平安之家扩建的落成仪式了，本来我没想过要办，觉得不宜再耗费援助者的善意了，但小林先生以个人名义为我们设宴祝贺，平安之家工作人员都受邀到岛上唯一的饭店，职员加义工总共二十二人聚在一起。义工中最高龄者当时为七十八岁，最年轻者三十岁，团队成员都开朗乐观。当我想到是这么多人在照护三位幸龄者时，一股暖流涌上心头。

仪式一开始，小林先生高声宣读了二十二张手写感谢信，每一张都不同。他花了四天写这些感谢信，让我们又惊又喜。他也为无法到场的义工小野田秀雄先生（当时六十五岁）准备了感谢信，我代为接受，会后送到小野田先生的家里。感谢信内容如下：

致　小野田秀雄先生

您深刻理解平安之家的创立宗旨及柴田久美子女士的志向，并作为义工献身于看护幸龄者的工作，这是连天地都为之欣喜的一大美事。平安之家能够继续办下去，完全得益于小野田秀雄先生的贡献。

值此扩建计划完成之际，为了对您的无私奉献表达敬意，特奉上感谢信一封。

平成十五年（二〇〇三年）十月二十五日

平安之家粉丝俱乐部自封部长　小林正树敬上

小野田先生愣愣地注视着站在玄关为他读感谢信的我。几天后，我收到他要回寄给小林先生的信，他说那是在我送感谢信给他后的两天里，他翻字典写出来的：

小林老师：

听说您为了给我们写感谢信，花了好几天时间，真的很感谢！

能收到您的感谢信，我们深以为荣！

我出生在这个岛上，从小在海边长大。从小学五、六年级开始就和父亲一起出海捕乌贼。可能因为这个工作的缘故，我二十五岁就得了病，近四十五年来一直反复进出医院。

但我很幸福有四个孩子。现在我的生活过得轻松自在，孙辈共有九人，每天过得很幸福。孩子们要我不要再工作，快快乐乐地安度晚年。但当有人问我能不能当义工看护老人时，我还是去试，结果就被柴田女士留下了，柴田女士真是个好人。现在的"平安之家"已有十几位义工，因为场地狭小，前几天还进行了扩建，真是不简单！

我们衷心祝愿柴田女士的明天更美好！

小野田秀雄

小林先生在寄来的回信里写道，"这是我收到最棒的信"，并摘录了小野田先生信里的内容。从这两位身上，我学到了用心待人的真谛。

几天后，小野田先生偷偷叫住我，塞给我一个礼金袋，白色的礼金袋上写着"恭贺"字样，想到他带来这个礼金袋的心情，我感受到一股暖流。

高中校友成立募款后援会

我的恩师岛根大学医学系的市川真澄教授也寄来祝贺信，信上写着："恭喜扩建！也许未来三年会很辛苦，但请踏实、稳健地推进事业向前发展！我希望能帮你更多……。"

市川教授想帮我一把，于是号召我高中母校的校友们共同出力，成立了"柴田久美子后援会"，由时任小学教师的金筑辰明先生（当时五十二岁）出任发起人，市川教授任代表。

平安之家不是公立养老院，也不是民间养老机构，而是以非营利组织NPO法人在营运。虽然是指定居家看护单位，但即使看护程度达到五级的对象，一天也只能请领两个半小时的看护费用，剩下二十一个半小时全属义务服务。然而，义工无法包办所有工作，我们也没有财力雇请临时工，换句话说，连《劳动法》规定的最低薪资也付不起，因此只能用微薄"谢礼"，以"有补贴的义工"形式请他们帮忙。正式员工的薪资当然也很低。当我在公共职业安定所提交薪资资料时，承办人员目瞪口呆："这金额远不及最低薪资水平啊！"

平安之家的薪资大概是全国最低的了，听闻此事的市川教授于是发起成立"柴田久美子后援会"，由出任发起人的金筑先生写信给校友，号召大家捐款。他在信中说：

柴田女士他们收取的是国家规定的最低费用，勉强只有十万多日元，没有得到中央、县、村等各级政府的一分钱补助。当然，柴田女士已经很满足，因为不是为钱而工作，但毕竟太穷，要实现她的理念还存在很多限制。

大社町町长田中和彦先生举办"和高龄者同行"座谈会，希望多少能支持柴田女士的工作。希望我们这些同学也能帮帮她，提供一些援助，拜托！

由于市川教授和金筑先生的努力，平安之家每年六月和十二月都能收到来自"柴田久美子后援会"的捐款。
"你有很棒的朋友呢!"每当脑海中浮现市川教授一边
和我分享喜悦、一边笑着这么说的神情,我都深切感念
四十九位同学的真心诚意。

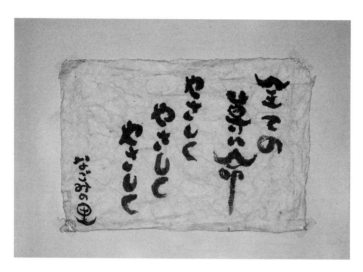

平安之家墙上贴着这样的提醒：

"温柔地、温柔地对待所有尊贵的生命"。

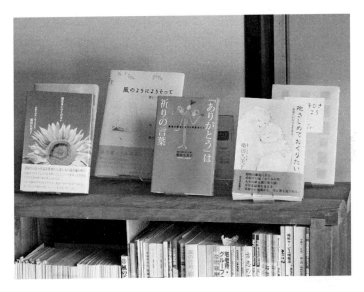

立在平安之家书柜上的，是柴田久美子一系列善终守护相关著作。

第四章

生死

本是一体，同样尊贵

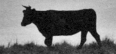

人一出生就注定走向死亡

唯有体认死不可怕，才能了悟生命的喜悦。

善终守护是个充满爱的专业，

也是一堂领悟生命的课程。

临终时一句"谢谢"是最深的祈祷，

对临终者及看护者都充满安慰。

期待一个老、病、临终都安心自在的社会。

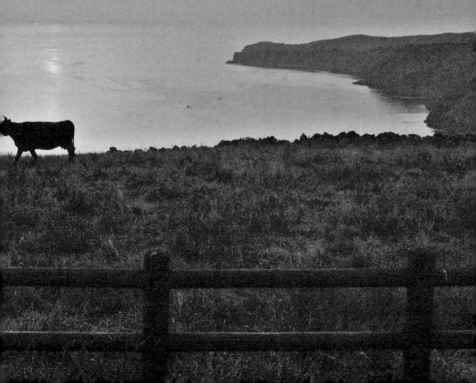

一味"求活"好吗？

等待得越久，喜悦越大。我移居到岛上后，才明白等待的宝贵。

冬天只要有演讲行程，我都会提前两天离岛，但有时仍会因风浪而临时无法成行，对主办单位来说，要向现场几百人说明致歉，真是头痛。但除了祈祷，我别无他法。

最近，在关注天气预报的同时，我开始请教渔民。与日本海的恶浪搏斗数十年的老手，以丰富经验培养出来的智慧和敏锐直觉，预测甚至比科学气象报告更精准。

这次，我一如往常向渔民请教天气预测，然后出发去内地演讲。途中，我读起《我正在变成谁？》这本书，作者是克里斯廷·伯顿（Christine Boden）女士，目前担任国际阿尔兹海默症协会理事，之前曾任澳大利亚总理暨内阁部一等助理秘书，长期活跃于政坛。她四十六岁时被诊断出患有阿尔兹海默症，人生从此逆转。为了冷静客观地面对自己的疾病，她写了这本书，呼吁全球关注失智症议题。

书中传递了这样的讯息：

"虽然我是失智症患者，但我并不害怕或觉得可耻而躲起来。我知道失智症和其他疾病一样，只是一种病。失智症患者也应被敬重并拥有尊严。即使我们是失智症患者，行为难以理解，也请将我们当有价值的人来尊重。"

即使罹患阿尔兹海默症，依然拥有内在人格核心的个体精神。明了这一点后，她看到了一线希望："不管处于人生哪个阶段，'我'只是以不同形态展现出来；其独特本质，将伴随我终身，今后我一定会活得更真实！"她克服了可能"变成另一个人"的恐惧，让我打心底感动。

媒体谈论老年生活时，总聚焦在"健康长寿"上，虽然这的确是幸龄者的愿望，但同时也反而造成多数人对老年生活的担忧，以及对死亡的恐惧。因此，对此我向来持保留态度，总觉得那样一味追求活着的价值，其实忽略了老、病、死这三个同等重要的人生阶段。

失智万岁、卧床万岁、人类万岁

人只要出生在世，不可避免要经历老、病、死，可能因病卧床，也可能患上失智症，而且最终都得一死，我们必须视其为必然并接受。正因此，我们应建立一个就算卧病在床、罹患失智症也能安心生活的社会。为此，我总在演讲时倡导"失智万岁、卧床万岁、人类万岁"的理念。

与我志同道合、也是平安之家资助者的新石须久先生（当时六十一岁）曾在松江市为我策划筹办演讲会。演讲中，我发现最前排座位有位听众，很认真地注视着我，眼里还不时泪光闪闪。演讲结束后，他来对我说："你好温柔啊！"并紧紧握住我的手。瞬间，我感到无法言传的温暖。之后主办单位才告诉我，这位九十岁的幸龄者患有失智症，因为想听我演讲，看护特别陪同来到现场。

我理解他在聆听演讲中流泪的原因，一定是和其他幸龄者一样，每天过着惴惴不安的日子。无论是谁，罹患失智症就会被失去自我的不安淹没，临终又会为不知将去哪里、可能转世为谁而恐慌，所以他想听我的看护经验。我提到"即使失智也不会丧失感性""死亡绝不是件痛苦的事"等观点深深震撼了他的心。他握着我的手，称赞我好温柔，难道不正是失智幸龄者并未丧失生而为人的感性最好的证明吗？每当想到这里，我的心就暖乎乎的。

坐在最前排专心听讲的还有另一位女士，她是出云市民医院护士长河濑桂子女士（当时四十八岁），已故家母住院时承蒙她照顾颇多。她也在演讲结束后，过来给我鼓励："医院每天努力改进，希望让患者以想要的方式走完人生。今后我们将与患者及家属保持沟通，努力达成彼此的期望。请你也要加油喔！"

离开前，河濑女士偷偷塞给我一个信封，那是她号召医院同事的捐款。因为他们知道，平安之家虽是《介护保险法》认定的居家看护单位，但经济状况相当拮据。

"您帮了我大忙了，真心感谢！"离开了演讲会场时，我带着满心的感动和善意。

替亡者完成人生使命

今年夏天，为了准备义卖会与演讲会，一群年轻义工从内地赶来，其中很多是第一次见面的新人，他们要与岛上的义工一起工作。

这是平安之家每年唯一一场有收益的活动，我们借用薄毛区的大广场举行露天义卖，义卖品由岛外赞助者提供，都是一些岛上没有的稀缺物品。

"忙完再去会场一定什么都没了！"从义工们每年的抱怨可想见活动盛况。岛上一共也才七百多人，活动现场却一下聚集了超过百人。

义卖大事完成后，工作人员才能暂时松一口气。为了慰劳他们，我决定举办一次聚餐。

这时却接到一通电话，是一位母亲打来的，她十八岁的女儿今年春天自杀过世。

"我女儿在哭，如果不拿出办法来、不快点赶过去……。"我仿佛看见电话那头的她正嚎啕大哭。应该是因为我不忌讳死亡，演讲的主题总与死亡相关，自从在全国进行巡回演讲以来，就常接到这类求助电话和信件。

"不要紧，您的女儿没有哭，她一定是在对妈妈说'您要替我多活几年'。请真诚接受女儿的心愿，不要有错误的想法！"我说。

我也曾和一位自杀青年的母亲恳谈过，她怨恨自己无法阻止儿子自杀。但儿子肯定不希望自己的母亲如此悲伤、痛苦。他已离开人世，一定会在另一个世界与祖先们一起为母亲祈福。做母亲的只有连同儿子的那份爱都贡献出去，才能让死者安息。

据说每年自杀人数约三万两千，我们不能让任何一个人的死变得毫无意义，要全心全意祭奠他们的灵魂，用心感悟生命和爱的宝贵，同时回顾自己的人生，替自杀者活下去，完成他们的人生使命，这才是我们的任务。

相信人本来就注定"安乐地死"

前几天，我收到一封电子邮件，是一位在家看护女儿的母亲写来的：

我是一位家住大阪的家庭主妇，今年四十一岁。去年十二月二十日，次女优香因脑瘤去世，她和病魔搏斗了整整一年，那些日子真是充实而又意义非凡。

过世前一个月，她似乎显现出灵性，看东西出现了迭影，似看到灵魂世界。她对我们说：

"我飞起来了。"

"这里有很多人，大家都在飞。不过也有走路的人。"

"吓死我了，这么多人！他们在说恭喜呢！"

"要是能写上我的名字就好了。"

"写在哪里？""翅膀上。"

"我现在发光了喔。"

"什么颜色？""很多种……"

优香去世的时间是十点四十三分，正是她出生的时刻。她说灵魂是不灭的，虽然肉体会消亡，但她还会继续活着——好像是想让我们夫妇安心，她给我们展示了各种现象。

优香陷入昏迷时，一位朋友说梦见了优香在学校和同学们一起玩耍的情景。另一位友人说，在葬礼现场，优香的同学上香时，脚下出现了蓝色光环在滚动。

多数情况下，当肿瘤转移到脊髓，身体会感受剧烈疼痛，但优香直到过世前都没痛苦，还能和我们清晰对话，去世时就像睡着了一样。

身为唯物主义者的丈夫，能够相信灵魂的存在，我们夫妇是笑着送走优香的。我总觉得这一切都是优香为我们所做，想要让我们成长。

现在，我每天都对优香的相片说谢谢。

我想让您知道还有这样的孩子（从她显现出灵性后，就不觉得她是小孩了），所以特此去信。

能够在家里守着她直到最后，我觉得很幸福。

听说优香的妈妈现在正致力于儿童义工工作，她要连优香的份一起努力活下去，一定是女儿的死让她有所领悟。真是令人鼓舞的一段佳话。

人本来就注定"安乐地死"，因为相信这一点，我们才能得到"安乐地生"，不是吗？

每个人都会面临死亡，那时我们将肉体留在世上，灵魂回归故乡。很多幸龄者说那是另一个舒适而安乐的世界。

现在很多人会利用暑假到国内外旅行，一般人都是先确定了目的地才买机票，而不会先买票，再决定目的地。人生也是一样，若不确定人生"终点站"（死亡），便无从得知自己该怎样活。

我认为确定自己的目标并勇敢地活下去，才是真正的活法。死，不必忌讳，那是我们回归灵魂故乡的日子，不该采取强行延命的过度医疗。事先确定好想要怎样的结局，是很重要的。我们必须记住，临终时就算不透过医疗，也能实现自然死亡。

医生也认同善终守护

一踏出家门，就看到院子的角落匍匐着一只鸟，我想帮牠，却无法靠近，只好赶紧叫附近渔民来帮忙。那鸟比乌鸦大，是大水薙鸟的雏鸟，栖息在知夫里岛外海一个叫大波加岛的无人小岛上，是国家自然保育类动物。看样子这次是和亲鸟一起飞往大波加岛途中，气力用尽而掉了下来。

"这种鸟只吃活鱼。飞好了喔！"渔民抱着鸟，往面前的大海上轻轻放飞。这只雏鸟好像答谢似的回望了一眼，然后振翅飞上天空。它能平安飞回父母身边吗？目送着它的身影，我默默祈祷着。

一回到平安之家就收到一封电子邮件，那是我在大阪演讲时认识的一位女医生寄来的：

一开始，我是在毫不了解平安之家的情况下去听您演讲的。平安之家正是我想从事的事业，我的理想是在一个能看见海、自然环境优美的地方，建立一个五张床位左右、家人也可暂住的护理机构。它应该是日式风格建筑且充满居家气息。但当我一想到经营问题，就开始犹豫了，始终迈不出第一步。

听了您的演讲后，我很有感触。自然死的说法，在某种意义上听起来很美，但可能是身为医生，我却感到悲哀，好像所有的医疗行为都被否定似的。

医生也是人，总是面对病人的苦痛，还要负起责任，所以自己也很烦恼，有很多医护人员就因为受不了那种沉重的压力，最后崩溃了。每年有上百人在我们的看护下死去，有时还会被病人在背后说坏话："那位医生会医死人。"有些医生借助酒精也无法入眠，最后不得不离开临床岗位。我自己今年也送走了十多个病人。

我很多同事和前辈都死于过劳，医生是个痛苦的职业。普通人一生中和死亡打交道的机会很有限，除了自己生病或亲友死亡，平时根本不会接触死亡。他们和我们医生对死亡的认识明显不同。该如何消除这种认识上的差异呢？我认为增加像"平安之家"这样的场所是个解决之道。

这位女医生有着一双年轻活泼又炽热的眼睛，在人们对医疗的不信任感持续加剧的情况下，还有医生煞费苦心地要重视人的尊严，让我大受鼓舞。只要有这些人在，医疗现状一定会改观，总有一天会有更多人认识到死亡的尊贵。我祈祷那一天早日到来。

邂逅三位天使

演讲结束后，回到饭店房间，我从抽屉里拿出佛教传教协会的《佛教圣典》读了起来。刚读了几页，就被阎王爷审问下地狱恶人的故事吸引住了：

阎罗王问："你在人世时，没遇见三位天使吗？"

罪人回答："没有。"

阎罗王又问："那你没有见过年老背驼、挂着拐杖、走路蹒跚的人吗？"

"大王啊，那样的老人，我见多了。"

"你见到了天使，却不思自己正在变老而应及时行善，以致今日报应。"

第一位天使是老人。

接着，阎罗王又问："你没看到患病卧床、可怜落魄之人吗？"

"大王啊，那样的病人，我见多了。"

"你见到了被称为病人的天使，却不想自己也会患病，不免过于愚昧，以致今日报应。"

阎罗王告知第二位天使正是病人后，又问了最后一个问题：

"你没见过身边逝去的人吗？"

"大王啊，死人我见多了。"

"你见到了给你警告的天使，却不思死而怠于行善，以致今日报应。"

逝者便是第三位天使。

这故事让我意识到，在看护世界里，我是被许多天使所包围着的。

送别的人该为临终者做什么？

我想起演讲会上一位年轻人的提问："最近看着祖父的遗容，我第一次懂得人是会死的。连距离医院最近的我都没赶上为祖父送终，他是一个人孤孤单单地走的，真是遗憾！尽管如此，我还是要感谢祖父，是他的死让我有所改变。但是，假如当初我赶上了为祖父送终，我能为他做什么呢？请告诉我！"

临终时，送别的人该做什么呢？在临终者身边静静守护，紧握他的手并传达感谢之意，这就够了。当然，我们还要感谢临终这个宝贵的时刻，因为即将离世之人会将肉眼看不见的大礼物——生命能量——交给身边的人。接受这个能量并传给下一代，这就是"生命接力棒"。

这个年轻人说他从小就在电视游戏里看到过很多死亡，但只要按下重置键，游戏角色还能复活多次，而祖父再也不会醒来了。第一次面对真正的死亡后，他说："过去的自己已经不存在了。"

透过善终守护，可领悟肉体和生命的极限，引导我们走向幸福。以祖父的死为转折点，今后他一定会踏踏实实地生活下去。这么一想，我为他感到高兴。对这个年轻人来说，祖父正是他在世上遇见的第一个天使。

"谢谢"是最好的祈祷

知夫里岛上的旧历盂兰盆节到了，平安之家旁的空地上搭起跳盂兰盆舞的高台。当夏日火红的夕阳沉入远方地平线后，伴随着乐器的节奏，盂兰盆的歌声响起来了。

受热闹气氛感染，平安之家的春女士也在床上哼起歌来，那歌声里仿佛融入人生苦乐，是那么动人心弦。工作人员们也跟着唱歌、跳盂兰盆舞。

据说，死去的人也会一起跳盂兰盆舞。在热舞的年轻义工身影中，我恍惚看到去世侄女的身影。

她是我胞兄的长女，叫大国弘美，二十三岁时被诊断出白血病，和病魔搏斗了一年又十一个月后离开了我们，享年二十五岁。

疾病是上天赐予的礼物

她患有先天性心脏病，从小就接受多次大手术。在长时间和疾病缠斗的过程中，没想到她还尝试去开发"心灵宝藏"。她是个决心坚定的女孩，无论身处何种境遇都会努力找寻幸福，且时时心存感激。

白血病住院期间，她开始折纸和剪纸，还故意不用双手来做。她假设双手不能用，试着用脚趾来折纸鹤，花了好几天的时间，还完成了好几幅漂亮的剪纸作品。明明承受极大的痛苦，为何她还要做到这个地步，就为了感受身体的可贵吗？她坚信若不感谢这个让自己活着而存在的肉体，就无法拥有幸福的人生。

认真探索自己的生命，让她总能保持正能量。兄长夫妇也表现得很坚强，决定不告诉女儿真实病情，也不让身边的任何人知道。但侄女还是向我说出了心里话：

"我希望他们能告诉我真实的病情，不过，如果家人感到为难，我也不强求。但病人总能感觉到一点，所以，也许说出来能让双方都轻松些。虽然我不知实情，但假如最后大家都觉得还是这样比较好，那不也是最好

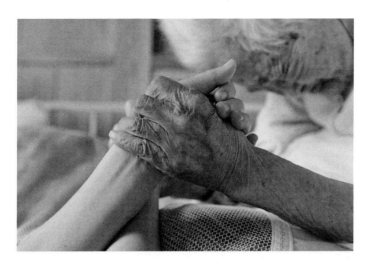

人生在世不应一味追求活着的价值，以致忽略　　　（国森康弘/摄）
了老、病、死这三个同等重要的人生阶段。

的结果？”

开始化疗后，她剃了光头，不想给护士添麻烦。

她在病榻上写信跟我说，她发现疾病是上天赐予的，她很高兴自己能珍惜过去的每一天，感谢所有的生命……。字里行间满是感恩。

临终那天，她穿着自己亲手做的纯白婚纱，留下一句"谢谢"，溘然长逝，就像我小时候父亲的辞世一样。

我觉得"谢谢"一词蕴含不可思议的力量，它可以宽谅一切，消弭所有憎恨与悲伤。也许正因此，每个逝者在离世时，脸上都会浮现美得耀眼的安详笑容。我也跟逝者道谢，怀着感激的心情告别彼此，这是多美好的经历！我相信"谢谢"是最好的祈祷语。

祈祷具有治愈力

每天早晨我都要冥想一个小时——双手合十，一心祈祷平安。"祈祷"的"祈"字本为"接近（靠近）神灵"（编按：作者把日文"祈り"的汉字字形拆开解释）。平心静气地祈祷时，我的心好像变成一面漂亮的镜子，十分喜悦。众所周知，祈祷或冥想时，会出现一种叫 α 波的脑电波，它对身心健康非常有益。

关于祈祷治病，美国医学专家伦道夫·拜尔德（Randolph Byrd）发表了以下研究成果：

以在旧金山综合医院心脏加护病房住院的三百九十三名病人为研究对象，首先将病人分成两组，一组接受人们的祈祷，一组不接受。其次是为祈祷者区分不同的信仰，让他们各自定期为自己负责的病人祈祷，但彼此间互不认识。

当然，接受祈祷的病人并不知道自己被分到了哪个组，医师护士也不知道，这是为了避免受心理影响。除祈祷以外，两组病人仍旧照常接受治疗。

结果，接受祈祷的那一组病人，抗生素使用量仅只没接受祈祷那组的五分之一。由此可见，接受祈祷的病人健康状况明显好过未接受祈祷者。

另外，进行过多次实验的拉瑞·多赛（Larry Dossey）博士也在他的《祈祷具有治愈力》一书中写道："实验已证明了祈祷的效果。"

为治病祈祷和为求平安祈祷，都是一样的。对我来说，早晨是用祈祷慰藉心灵的最佳时间。这段时间会有神秘的能量产生并将我包围，让我平凡的生活变得生机勃勃，真是非常可贵。

临终者只需要爱与陪伴

我在岛上大部分时间都待在平安之家，为此员工们开始担心我的身体，劝我每周回家休息一天。但待在平安之家让我更感到踏实。

爱上幸龄者的我，想一直陪伴他们身边，从这些"恋人"身上，我感受到幸福。心怦怦跳、仅只牵手就兴奋不已，那种恋爱般难舍难分的情感和难以形容的幸福，正是我和幸龄者的关系。很多人把家里老人送进养老院或医院，没意识到这是在赶走幸福。

多田富雄先生的《头脑里的能舞台》一书有这样一段话：

"咚！"——单调的鼓声响起，舞台上的老妇人本应踏地起舞，我却看见了死去母亲的面容重迭在她身上。

穿着白色睡衣，面容憔悴的母亲身影在关灯后的机舱里浮现，我眼里一下充满了泪水。

母亲晚年罹癌，动过两次大手术，过世时身上还插着点滴管子。那时忙碌的我，在母亲重病期间也很少去看望。

就算我心怀哀伤守在母亲临终的床边，但也许只是盼望母亲早死而已。

是的，是我放弃了老母亲。她那么痛苦，那么需要帮助，我却只顾忙自己的事，连探望都做不到。悔恨揪紧了我的心。

于是，我眼前开始浮现一个个被我放弃的老妇人形象：有因精神病被捆绑在床上去世的祖母；有卧床不起、对我有成见、至死都没能和解的岳母。看来，我还真是舍弃了许多老妇人。

现在，悔之已晚，无法挽回了。但我确认了一点，那就是，男人能够轻易地抛弃身边的年长女性亲人。

多田先生真挚的文章深深打动我的心。

世上有多少人在心底埋藏这样痛苦的感情呢？为养育我们而废寝忘食的母亲，就算老了不能动、不能说话，也是我们在这世上唯一的母亲。许多人失去母亲后，才知道自己错过了什么，再也回不去了。

幸龄者总希望下一代人幸福，便在临终时亲手将生命能量交到我们手上。多希望所有人都能接受幸龄者用肉身交给我们的礼物，那是引导我们走上幸福道路的法宝。

某次演讲会后，有人问我："我妈妈在医院，身上插满管子，一直处于长期昏迷状态。她知道我去看她吗？每次看到妈妈的样子，我都很难过。"他的声音在颤抖。

我回答："请握紧妈妈的手，向她诉说快乐的回忆，表达自己的感激之情，她一定能感受到，你的心也能得到安慰。对现在的你来说，没有什么比陪在妈妈身边的时间更宝贵，所以请陪在她身边！"

就像特蕾莎修女所说的，临终者并不需要面包，而是渴求爱。我希望他能给病床上的母亲更多的陪伴，因为只有主动侍奉的手和感恩母亲的心，才能满足病人对爱的渴求。

为父母奉上"真心时间"

"今天是缠蛇的日子。"

"快过年了嘛！"

"缠蛇"或名"蛇卷"，是知夫里岛每年十一月二十八日举行的传统活动。首先制作巨大的稻草蛇，将安了角、长五十公分的"蛇头"装在直径十五公分粗、长度十公尺以上的蛇身上。然后，众人抬着草蛇，游行至名为"荒神之木"的神树处，把草蛇缠绕在树上。

身障耆龄者埋藏心底的痛苦

"婆婆，今天要缠蛇哟！"春女士的脑海里出现了缠蛇的清晰印象，开始回忆往事。身为外地人的我们边听边点头回应。讲完后，春女士注视着远方，举右手做合掌状，向神佛祈祷，她的左手不能动。

以前，我看护过的泉田义男先生（当时八十二岁）也总是这样向地藏菩萨礼拜。义男先生因为脑中风后遗症，左半身瘫痪，也不能言语。我将他抱到轮椅上，推他出去散步，一路上小心避开来往车辆。我们在小公园树荫下，一起喝自备的麦茶。

"你看！"义男先生几乎要说出这两个字似的，用手指着前方，那里开着一朵小小的紫色六月菊。好可爱啊！没人通知，花自知何时开放呢！

休息了一会儿后，我再次推义男先生往前走。那时，蝉鸣如骤雨大作，突然，我注意到义男先生把右手覆盖在麻痹的左手上。原来路边立着一尊古老的地藏王菩萨石像。

我停下轮椅，义男先生闭眼低头，像在祈祷什么。他每天卧床，已好几年无法表达意思。如果有一天，声音突然被剥夺、手脚也无法自由活动，我会怎么样呢？想到义男先生的痛苦，我也心痛欲裂，他家人应该也十分难受啊！

曾有位男子向我咨询："我母亲生病，不能言语，住在公立养老院。我不敢带孩子们去看她，因为一看到躺在白色病床上的母亲，以及和母亲一样默不作声躺在床上的其他老人，我就害怕。想到他们躺在这里或许只是等死，也很难过。虽然知道不应该，但还是不知不觉减少探望次数。我该怎么办？"

我想起义男先生的苦恼。心爱的儿孙来看他，他不能说话，也无法握手，谁能理解他的心情呢？他甚至连"谢谢"这么简单的话也表达不了。儿子认为无法言语的母亲"不懂"，但其实她还有心思啊！

"谢谢你来见我！我好想见你，能见到你，比什么都高兴！但不要占用你忙碌的工作时间，我的身体已经这样了，不能再给大家添麻烦，我必须忍耐。你们都要好好保重！"身障的幸龄者这样把痛苦埋藏自己心底。

我希望这位先生能明白，即使不能说话，老人家也和我们一样会思考、烦恼，一样有痛苦与快乐。握住被剥夺身体自由的母亲的手，那是身为家人的我们应当做的。握着她的手，和她讲述那些难忘的亲子往事，母子间会有说不完的话。我希望他能带着孩子一起去看母亲，并当着孩子们的面向母亲致谢。那么，等自己老了，孩子们也会这样做，这份情感就会回到自己身上。现在多陪陪幸龄者，会让自己将来老后的生活过得更好。

陪母亲看大神社最后一眼

我又一次站在出云大社正殿前，高达二十四公尺的正殿，是日本最古老的国宝级神社建筑样式"大社造"。据说从前曾经高达十六丈（四十八公尺），可谓高耸入云。我想起那天带母亲来参拜的情景，当时母亲的心愿就是看大神社最后一眼。

蒙蒙细雨中，母亲好不容易从前殿来到正殿。一到正殿，她就挺直身子并拍了四下手掌。母亲静静祈祷的身影是那么美丽，我不禁看得入神，那时母亲八十七岁。母亲突然往回走，说要去参拜正殿周围的九个摄社。摄社祭祀与出云大社的大国主大神渊源很深的神灵。

"不要再走了！"我劝她，但母亲不听，她走走停停，终于来到摄社前，双手合十。

一圈转下来后，母亲平静地说：

"这是妈妈最后一次来这里，以后只要你来这里，就等于我也跟你一起站在这里。我一个山里的女人嫁到大国来，年轻时不知有多少次想逃回家去，但上天赐给我五个孩子，能和你成为母女真好，不可思议呀！是谁成就我们母女关系的呢？真要谢谢祂！"说完，母亲对着我双手合十。

我是五个孩子中最让她伤脑筋的，听母亲这样说，我忍不住抱着她瘦小的身子哭了。

不知何时雨停了，太阳从高高的树梢间微微露脸，阳光洒落在母亲和我身上。母亲说："久美子，最后能到大社来真是太好了！总是这样一代代传承下去的吧！"

两千五百年前，佛陀说："注定要死的人，亲人是无能为力的，孩子救不了他，父亲、亲戚也不行。"疼爱我、保护我、养育我的母亲去世了，而我也一天天走向人生的终点。直到被上天召见那刻为止，我希望将岛上的幸龄者当作自己的父母来服侍。

父母的恩情是无论如何也无以回报的。有位企业家在参观平安之家之后说："事业成功，公司规模变大，让父母过上优渥的生活，我以为这样就是孝顺了，但来到平安之家后，我重新反省，真是如此吗？我父母已经不在了，我想，至少别让我的员工们有同样的感慨……"

老父母并不想要钱财或贵重物品，他们只希望子女陪在身边，听他们说话，消除他们的孤独。我希望大家尽可能腾出时间去倾听父母，或者轻轻握着他们的手，给他们讲各种新鲜事。

将这样的"真心时间"花在父母身上，是最大的孝顺，对此我深信不疑。幸龄者会将看不见的礼物亲手交给付出了"真心时间"的人才离去。

母亲去世后，我又来到出云大社。每次站在正殿前，就会想起母亲的话，感受到母亲的支持。今后母亲也一定会一直守护我。

离开出云大社前，我深深为幸龄者祈福。

应视死亡为日常生活的一部分

今年春天，一所小学邀请我去讲课，正好给了我一个阐述"生命宝贵"的机会。听众是五年级小学生，我讲述了"平安之家"的生活和善终守护的经历，孩子们听得很认真。不过，大部分孩子一定会困惑惊讶，因为他们原本以为死仅代表了悲伤和恐惧。

几天后，我收到孩子们寄来的心得感想：

"我懂得因为活着才会有死亡的道理。"

"我要好好活着，到死为止。"

"我认为死亡是人的肉体从这个世界消失，但灵魂仍会活在人的心里。"

"我会更加敬重我的妈妈和奶奶。"

"我从未想过每个人都有死的这一天。"……

每个孩子都试着以同样的观点去理解生与死，这让我感到惊讶，我作梦也没想到孩子们会有如此敏锐的感受力。其中有个学生写道：

"爷爷死的时候，虽然我不能在棺材上钉钉子，但我懂得了，人活着很重要，死了也一样重要的道理。我想生与死并非对立的概念。"

我也透过孩子们重新了解到自己是为了什么而阐述"死之尊贵"。

生与死本为一体，不该切割开来思考，也许孩子们是用心认识到了生死的本来面目吧！当我们用同样的观点去理解生与死时，我们才能体会生命的喜悦。

我们必须将"生命宝贵"的理念传给肩负新世代重任的孩子们。如果死亡不能被视为日常生活的一部分，我们就无法理解生命的宝贵。破除死亡禁忌，在家庭、学校和社会生活中，每个人都以平常心谈论死亡，这不是重要的事吗？

读着孩子们写的感想，想要好好宣扬生死理念的念头，再次从我心底升起。

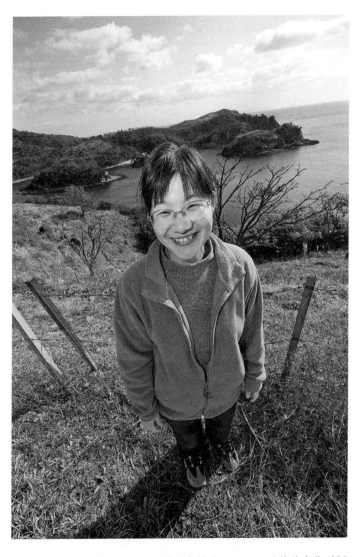

柴田久美子常常前往赤秃山顶感受自然的能量。　（竹林尚哉/摄）

（国森康弘／撮）

她以爱和柔情包容一切

乐美

拜访柴田久美子老师开设的冈山"日本善终守护师研修所",最先映入眼帘的是墙上用彩纸书写的哲学家森信三先生的格言:

守时、净场、正礼。

厕所的墙壁上也写着一段题为"今天的祈祷"的祷词。

柴田老师说:"这是为今天可能上路的临终者准备的。为他们精心安排每一件小事,为全世界即将逝去的人们祈祷幸福。"

柴田老师每天都诵念这墙上的格言和自己写的祷词。

她工作时总是风风火火，但只要见上一面，就能看出她是个把个人信念融入生活、认真对待生命的人。

曾多次带领来自中国的游学访客拜访日本善终守护师研修所，大家见到她都很感动，有人甚至在与老师眼神交会的瞬间便莫名泪流满面。

这位流泪的游学访客说，与柴田老师一见如故，躺在老师怀中体验呼吸同步时，背后有一种温暖的能量在流动，宛如在妈妈怀中。

游学访客个个都希望能体验善终守护，感受一下那份宁静和温暖。但当时柴田老师因癌症而虚弱不堪，让我非常担心，想阻止他们，但柴田老师却微笑着一一答应了。

虽然三度罹癌，还曾遭遇离婚、孩子离家出走，甚至手足失和……，但柴田老师总是接纳一切，安详地包容，充满了柔情。这种精神力量究竟来自哪里呢？

有句话说"信则成，忧则崩"，意即"信则通神"。柴田老师正是以坚定的信念走上自己的道路，也活出自己精神的光辉吧？

说到和柴田老师的相识，不能不提藤冈先生。

最近七八年，我在日本主要是学习"本物"（编按：

意指"纯正真实"的）老师的活法，其中一位老师就是藤冈先生。藤冈先生是东京"扫除道"（编按：起源于键山秀三郎的一种结合扫除与身心修练的社会运动）带领人，同时也是一位对中华文化有深入研究的学者，是他向我推荐了柴田女士，称赞她创办的日本善终守护师研修所堪称活法的最佳课堂，推崇她是日本"本物"中的"本物"，曾为两百多位临终者提供关怀服务，用温暖的怀抱陪他们安详地走完人生最后旅程。

向柴田老师请教学习的过程中，一次次被她的大爱、热情和强韧的精神所感动，因而把这份感动分享给我所尊敬的正好文化发行人梁正中先生。梁先生与柴田老师初次见面交流，就好似心有灵犀，柴田女士也感动落泪。

过去三十年，梁先生多与企业经营者打交道，他深知企业家们虽事业风光，但也有很多烦恼，并不是真正的幸福。相见那时，以柴田老师的故事为剧本元素的电影《善终守护师》正积极拍摄中，但外景片场却突遭水灾，因资金困难而被迫中断。他想，这电影探讨临终关怀与生死意义，正好可能有助于那些企业朋友从烦恼中解脱出来，因此号召许多朋友来共襄盛举。最后，电影终于拍摄完成并顺利上映。

《善终守护师》这部电影在美国"洛杉矶日本电影节"获得了特别奖，榎木孝明获最佳男主角奖，饰演女护士的村上穗乃佳获新人奖，电影上映后，善终守护师的天使团队（编按：支持性质的义工组织）从三百八十人激增到一千三百四十人。

柴田女士在《守护笔记》中这样写道："看护必须确保临终者每天都有尊严（决定权），为他们提供新鲜的空气、阳光、温暖和安静的环境，让他们安详地度过最后时刻，尽可能减少无谓消耗体力的生活安排。"

本书让我们看到柴田老师已经回归生命原点、在孤岛上坚强奋斗的精神，也记录了日本善终守护志业的原点。

新冠疫情让全世界陷入水深火热，人人都面临不知何时死亡的恐惧。透过认识善终守护，让我们可以了解这项工作的重要性与迫切性，以正面开放的心态面对生死；也让我们进一步省思生死，用心活出生命的价值。

祈福逝者走得更安详，生者活得更有意义。

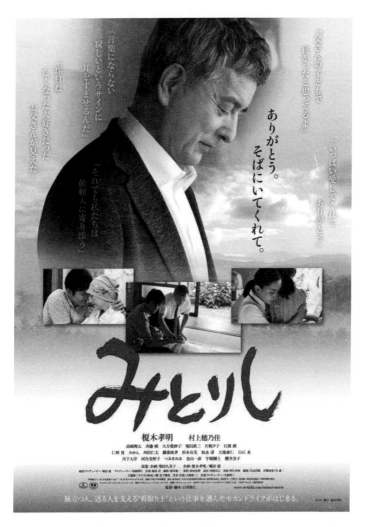

以柴田的故事为蓝本的电影《善终守护师》，已于二〇一九年在日本上映。（©2019「みとりし」制作委员会）